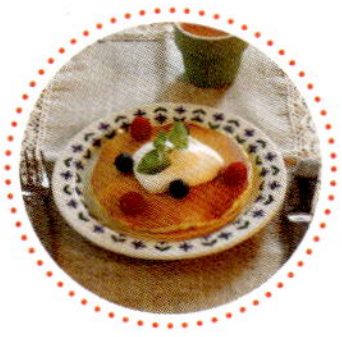
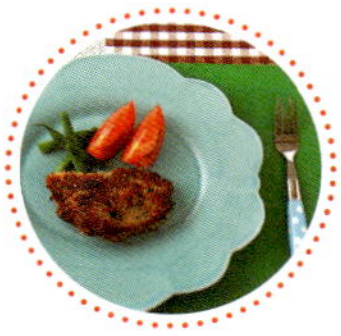
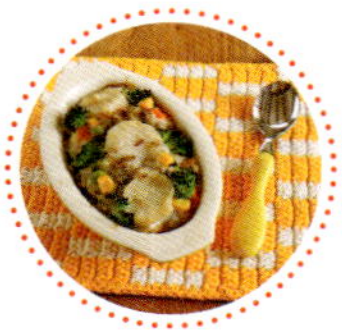

食物アレルギーのための
大好物レシピ

美味しくて
元気になる
おやつとごはん

日本ハム株式会社 中央研究所

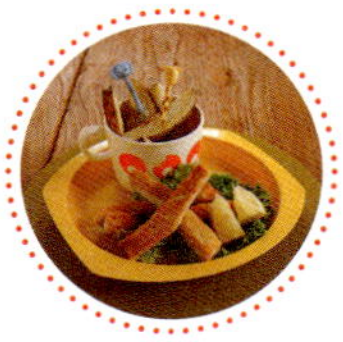
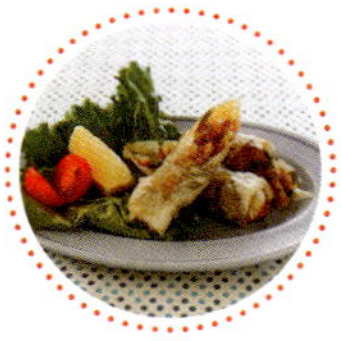
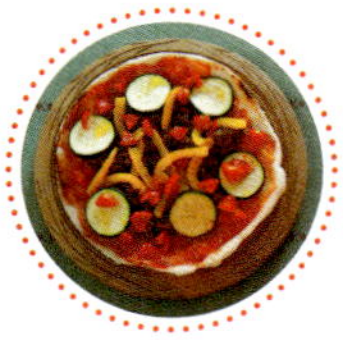

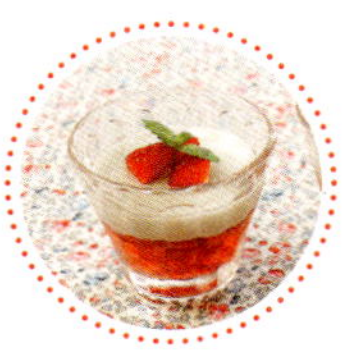
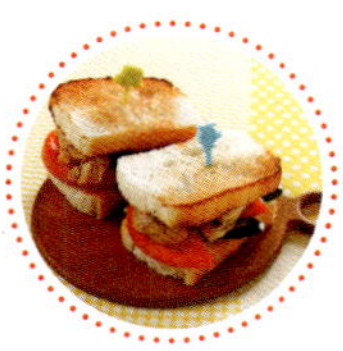
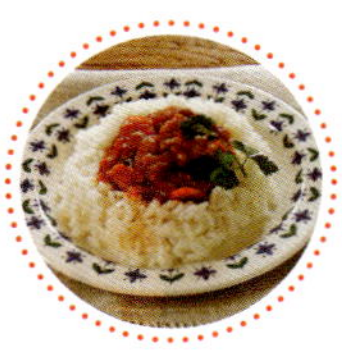

食物アレルギーの方々に
笑顔をお届けするために

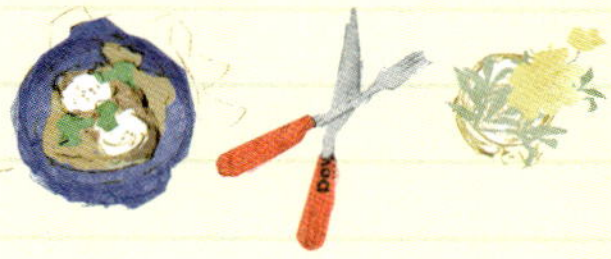

近年、食物アレルギーに対する関心が高まり、社会的な取り組みも広がっています。わたしたち日本ハムグループでは、企業理念である「食べる喜び」を、食物アレルギーをお持ちのお子様や、そのご家族の皆様にお届けしたいという想いから、1996年よりさまざまな取り組みを行って参りました。
食肉アレルギーのエピトープ解析という基礎研究から始まった食物アレルギーへの取り組みは、食物アレルギー対応食品の開発や、食品中のアレルゲン物質（特定原材料）を検出する検査キットの研究開発と幅広く進展して参りました。
また、皆様の声を研究開発に活かすと共に、食物アレルギーに関する情報をわかりやすくお伝えするために、ホームページ「食物アレルギーねっと」を2003年に開設しました。
「食物アレルギーねっと」では、食物アレルギーに関する情報を掲載するだけでなく、食物アレルギーのお子様たちを笑顔に、そして料理をつくるご家族さまのお役に少しでも立てるように、食物アレルギー対応食（除去食）のレシピを「安心レシピ」としてご提案しております。
今回、辻学園栄養専門学校のご協力をいただき、「安心レシピ」の一部に、ご要望の多かったデザート、おやつなどの新たなメニューを加え、本書を刊行することになりました。さらに、日本アレルギー学会指導医である柴田瑠美子先生のご協力による専門的な情報も収録しております。
わたしたち日本ハムグループのグループブランドステートメントである「人輝く、食の未来」に向かって、皆様に、「食べる喜び」を味わっていただきたいと願っております。
本書が少しでも、皆様の毎日の食事づくりや楽しいおやつづくりにお役に立つことが出来ましたら幸いです。

日本ハム株式会社　中央研究所

[目次]

今日のおやつは何にする？
大喜びの可愛いお菓子

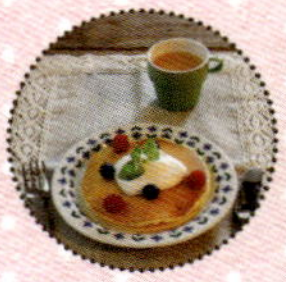
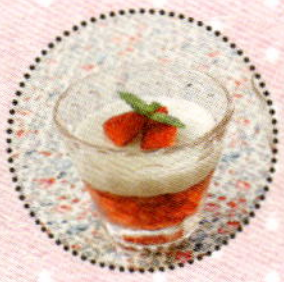
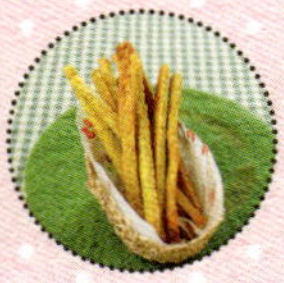

人気のおかずが大集合
ボリューム満点！お肉料理

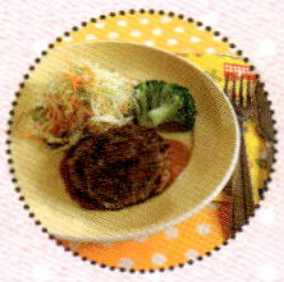
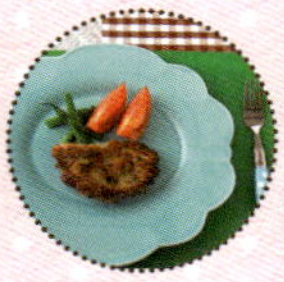
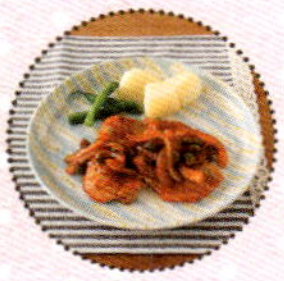

ワンプレートに具材がたくさん
定番にしたいご飯料理

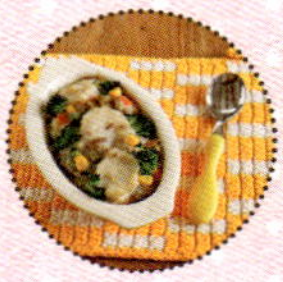
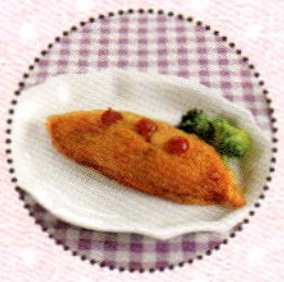
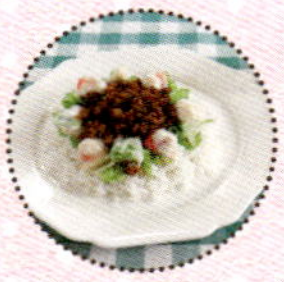

旨みをぎゅっとつめこんだ
大満足の魚料理

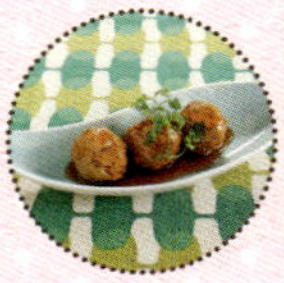
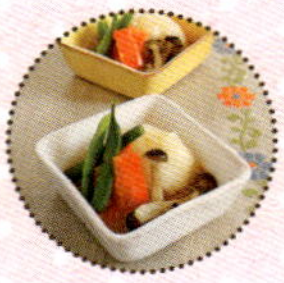
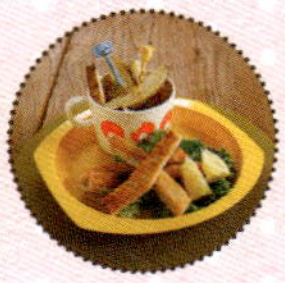

もっとおいしく、もっと好きになる 野菜たっぷりおかず

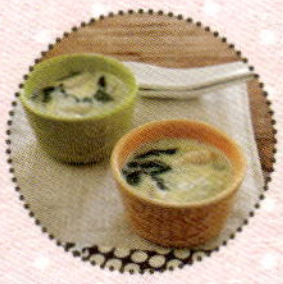
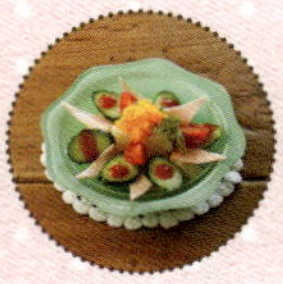
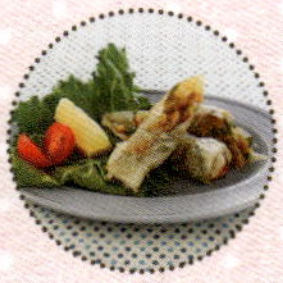

パーティーや行事にぴったり おもてなしごはん

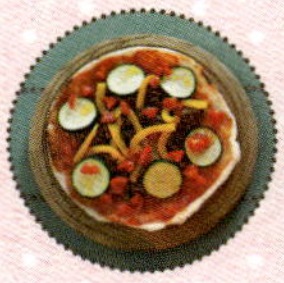
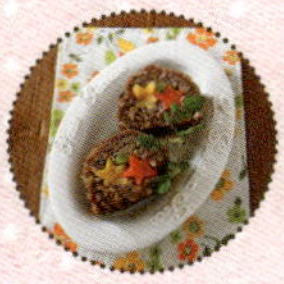
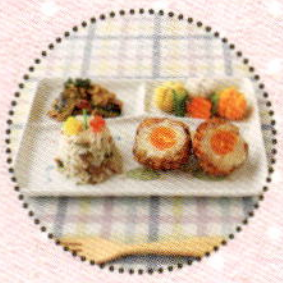

食物アレルギーと 上手につきあうために

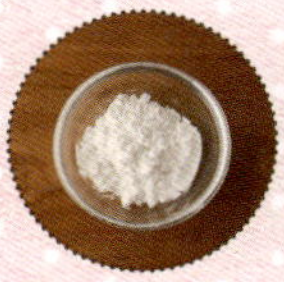
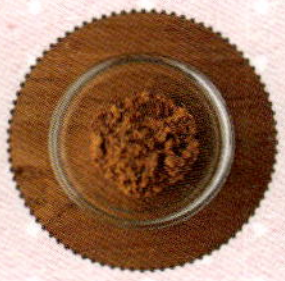
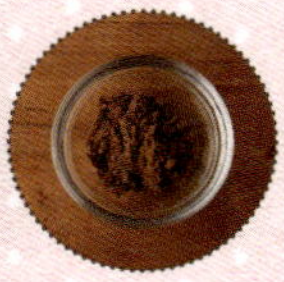

この本を読む前に（諸注意）

日々の食事作りのヒントになるよう、
食物アレルギー対応食（除去食）のレシピをご紹介します。
下記の考え方でレシピを作成しておりますので、
食物アレルギーの方々は個々の状態に合わせて、ご利用ください。

01_

除去する食品は、表示が義務化された
「卵・牛乳・小麦・そば・落花生・えび・かに」とします。

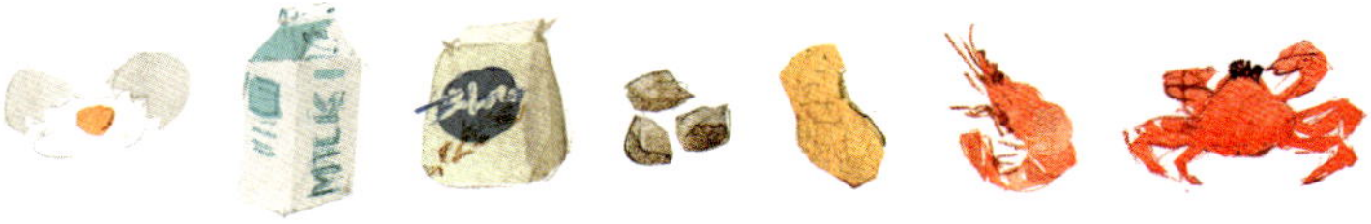

02_

できるだけ、手に入りやすい
通常の食品を組み合わせています。

03_

調味料などで、上記７品目が含まれていても、
製造の過程でアレルギーを引き起こす可能性が低いものは、
使用しています。

詳しくは次ページの「レシピの中で使用する調味料について」をお読みください。

04_

レシピの中で使用しているのりの中には、
えびやかにと混ざる方法で採取しているものもあります。
また、二枚貝（あさりなど）の中にはかにを含むものもあります。
製品の表示を確認してからご使用ください。

ご注意：症状が重篤な方や食経験のない食材は、必ず医師にご相談のうえお試しください。

※レシピ名については、わかりやすくするために、「〜風」などの表現をしていないものがございます。

レシピの中で使用する調味料について

食物アレルギーは個人差が大きいので、医師にご相談のうえご利用ください。

01_

できるだけ安価で手に入りやすい
基本的な調味料を使用しています。

02_

小麦などが使用されている調味料も、製造の過程で
アレルギーを起こすタンパク質が変化して、原因となりにくいものもあります。
本レシピ内でも使用していますが、医師にご相談のうえご利用ください。

03_

用途別調味料（○○のたれなど）は、メーカーによって
様々なものが複合的に使用されているのでできるだけ使わないようにしています。

●しょうゆ

一般的なしょうゆには小麦が使用されていますが、製造の過程でタンパク質が変化していますので、基本的に除去する必要はないとされています。ただし、アレルギーの経験がある方や、使用経験のない方は医師にご相談ください。

●醸造酢

醸造酢の中には、小麦が使用されている場合があります。この場合もタンパク質が変化して、軽度の方はアレルギーを起こさないと考えられます。ただし、アレルギーの経験がある方や、使用経験のない方は医師にご相談ください。

●トマトケチャップ

一般的なケチャップには醸造酢が使用されています。この場合もアレルギーを起こす可能性は小さいと考えられます。ただし、アレルギーの経験のある方や、使用経験のない方は医師にご相談ください。

●みそ

商品の表示を確認して小麦を使用していないものをご利用ください。
ただし、アレルギーの経験がある方や、使用経験のない方は医師にご相談ください。

調味料やスープの素などを使用する際には、商品の表示を確認し利用するようにしましょう。

今日のおやつは何にする？

大喜びの可愛いお菓子

お誕生日にぴったりのケーキ、とびきり可愛いゼリーなどが簡単に出来上がります。お子様と一緒に楽しく作ってみてください。

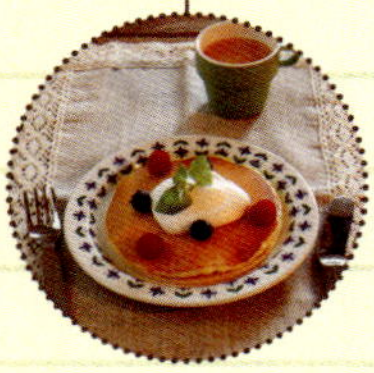

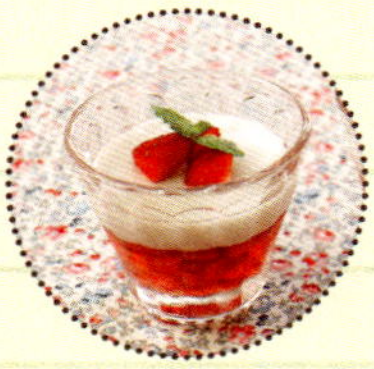

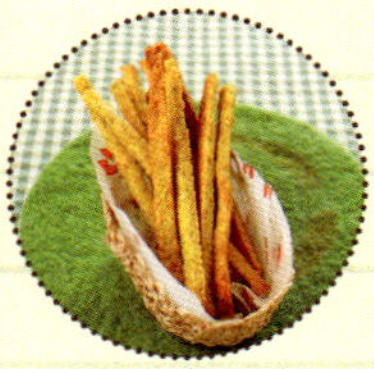

パンケーキ

眠くてしかたがない朝も、いっぱいがんばったあとのおやつにも、
ホイップクリームとお好みのフルーツをふんだんに添えて大満足。

材料　1枚分

A	米粉	50g
	ベーキングパウダー	小さじ½
	油	20g
	砂糖	15g
	アーモンドパウダー	大さじ1
	豆乳（無調整）	50mℓ
	バニラエッセンス	少々

豆乳ホイップ……25mℓ
砂糖……大さじ¼

作り方

❶ Aの材料をすべて混ぜ合わせ、薄く油をひいたフライパンで両面を焼きます。
❷ 豆乳ホイップを角《つの》が立つまで泡立て、砂糖を加えてさらに泡立てます。
❸ ❶を皿にのせ、❷のホイップをかけます。いちごジャムをそえたり、お好みのフルーツやミントをトッピングします。

point

パンケーキ
焼き方のポイント

フライパンを熱したあと、一度濡れタオルなどで粗熱を取ってから焼きましょう。温度が高いまま焼いて、表面が焦げてしまうのを避けるためです。

［いちごジャムの作り方］

材料　1カップ分

いちご……250g
砂糖（いちごの重量の70％）……1と⅓カップ
レモン汁（いちごの重量の1％）……小さじ½

作り方

❶ ヘタを取ったいちごは縦4等分に切ります。ステンレス（またはホウロウや耐熱ガラス）の鍋に、いちご、レモン汁、砂糖を入れてさっと混ぜ合わせ、5分ほどおきます。
❷ 鍋を弱火にかけて煮ます。アクが出たらていねいに取り除き、ときどき混ぜながら煮詰めて、出来上がりです。

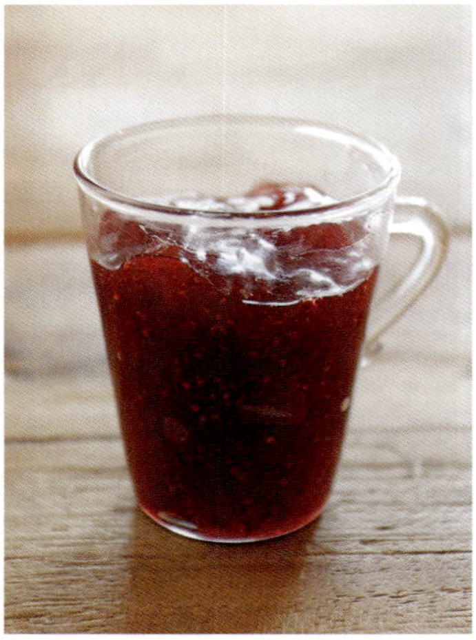

いちごが旬の春に、ご家族で作ってみましょう。アクをていねいに取ると透明感のある仕上がりに。

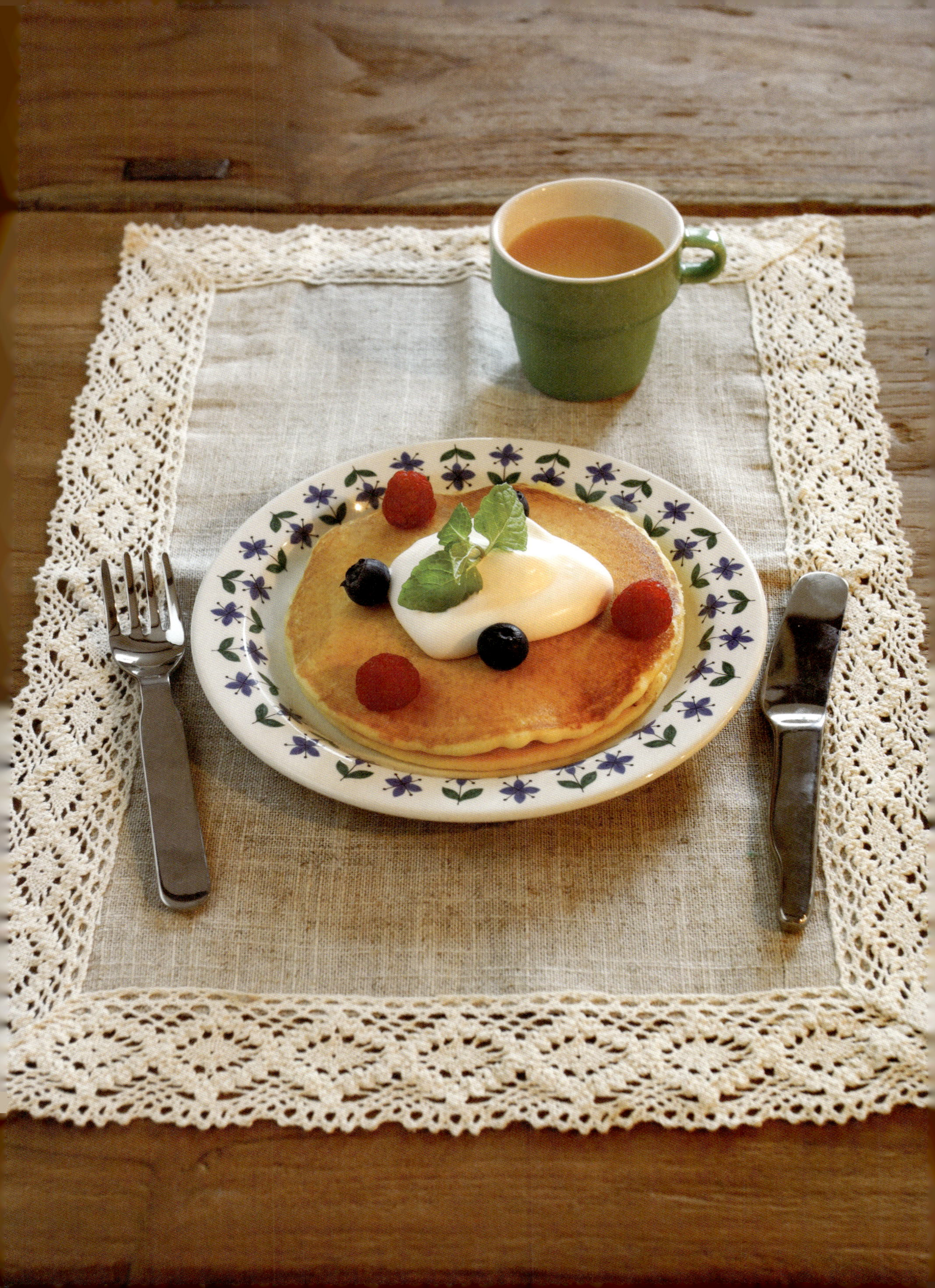

桃のケーキ

缶詰の桃を使って手軽に作れるケーキです。
しっとりした生地と白桃クリームのやわらかな甘みがくせになります。

材料　2個分（直径6㎝）

○ケーキ生地

A	米粉	100g
	ベーキングパウダー	小さじ1
	油	40g
	砂糖	30g
	アーモンドパウダー	大さじ2
	豆乳（無調整）	100㎖
	バニラエッセンス	少々

○白桃クリーム

B	白桃（缶詰）	1缶（固形量250g）
	砂糖	大さじ1（お好み）
	タピオカ粉	大さじ1

お好みのフルーツ……適量

作り方

❶ Aの材料をすべて混ぜ合わせ、型に流し入れます。170℃に熱したオーブンで20分焼きます。
❷ 白桃クリームを作ります。白桃はミキサーでピューレ状にします。
❸ 白桃ピューレ、砂糖、タピオカ粉を鍋に入れ、弱火でとろみがつくように混ぜ合わせながら、もったりとするまで加熱します。出来上がったクリームは冷蔵庫で冷やします。
❹ 焼き上がった❶の生地の周りに、❸の白桃クリームを塗り、刻んだフルーツを飾ります。

column

ふわふわ生クリームの作り方

白桃クリームの他に、豆腐を使って作る生クリームを紹介します。木綿豆腐240gをキッチンペーパーに包んで重石《おもし》をのせ、しっかりと水きりをします。そして水けをきった豆腐をちぎりながらミキサーに入れ、無調整豆乳（大さじ4）、片栗粉（大さじ2）、メープルシロップ（大さじ2と⅔）、塩少々、バニラエッセンス少々を加えて攪拌します。攪拌し終わったものを鍋に移して中火にかけ、かき混ぜながらとろみが出るまで火を通し、冷ましておきます。白桃クリームはもちろん、この豆腐を使った生クリームも冷蔵庫で冷やすと塗りやすくなります。

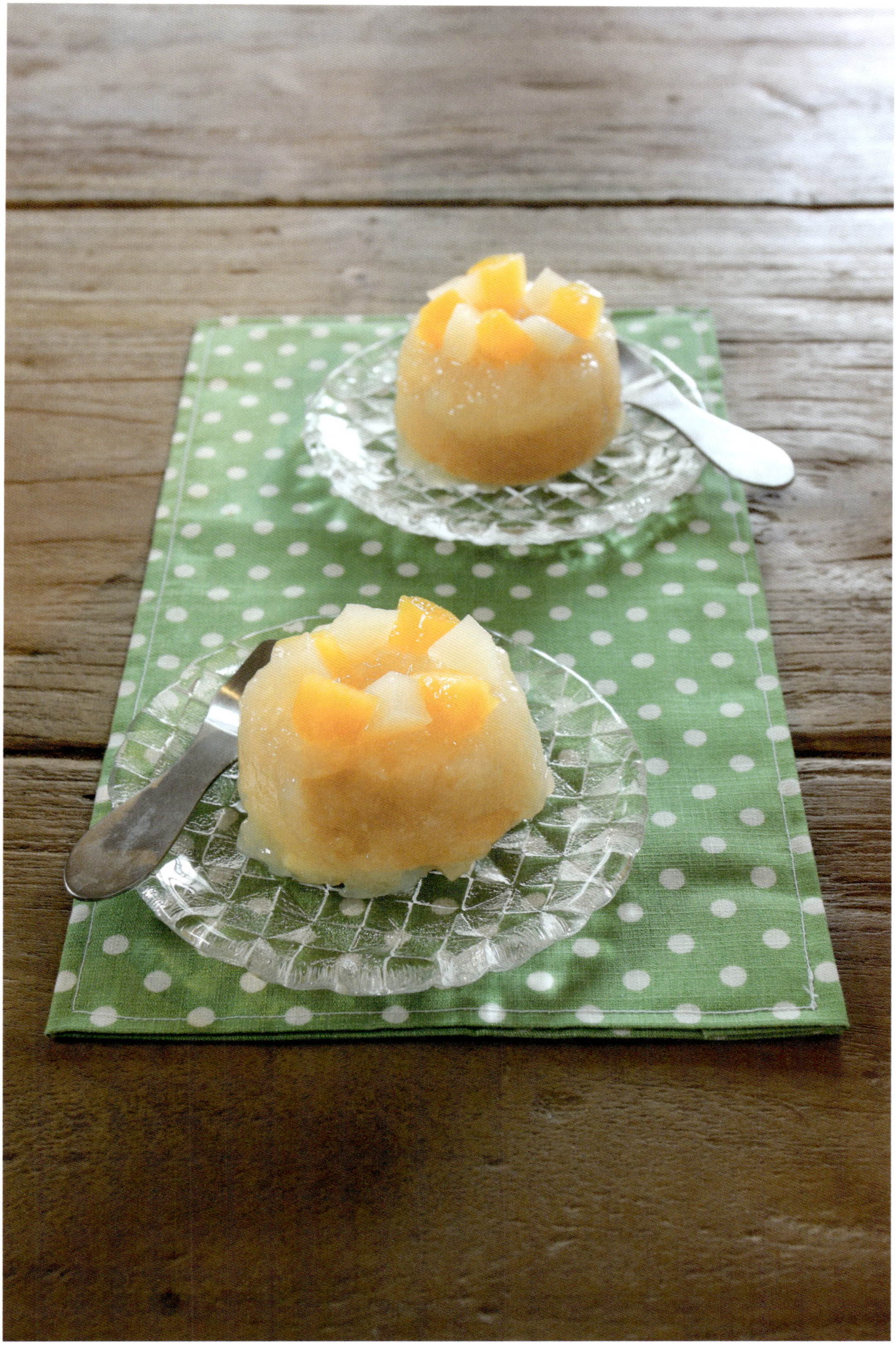

シュークリーム

シュークリームは、フランス語でキャベツを意味する
「シュー」と英語の「クリーム」を合わせた造語です。
可愛い小さなシュークリームを皆さんでどうぞ。

材料　２人分

○シュー生地

オレンジジュース	40mℓ
米粉	75g
砂糖	大さじ１
重曹	2g
油	10g
水（かたさ調整用）	少々
バニラエッセンス	少々

○クリーム

ココナッツミルク	45mℓ
砂糖	大さじ１
ご飯	60g
バニラエッセンス	少々

作り方

❶ シュー生地を作ります。ボウルにオレンジジュース、油、バニラエッセンスを入れて混ぜ、米粉、砂糖、重曹を加えて耳たぶくらいのかたさになるまでこねます（生地がかたい場合は、水を少しずつ加えて調整してください）。

❷ なめらかになったら、６等分して丸めておきます。

❸ クリームを作ります。ミキサーにココナッツミルク、砂糖、ご飯、バニラエッセンスを入れ、なめらかになるまで攪拌し、取り出して６等分します。

❹ シュー生地１個をラップにのせ、手のひらで押さえ、さらにラップをして、上からめん棒で生地を直径10㎝くらいの円形にのばします。残りも同様にのばします。

❺ シュー生地にクリームをのせて包み込み、熱湯で10～20秒ゆで、取り出します。

❻ オーブンシートを敷いた天板に並べ、220℃のオーブンで約10分焼きます。

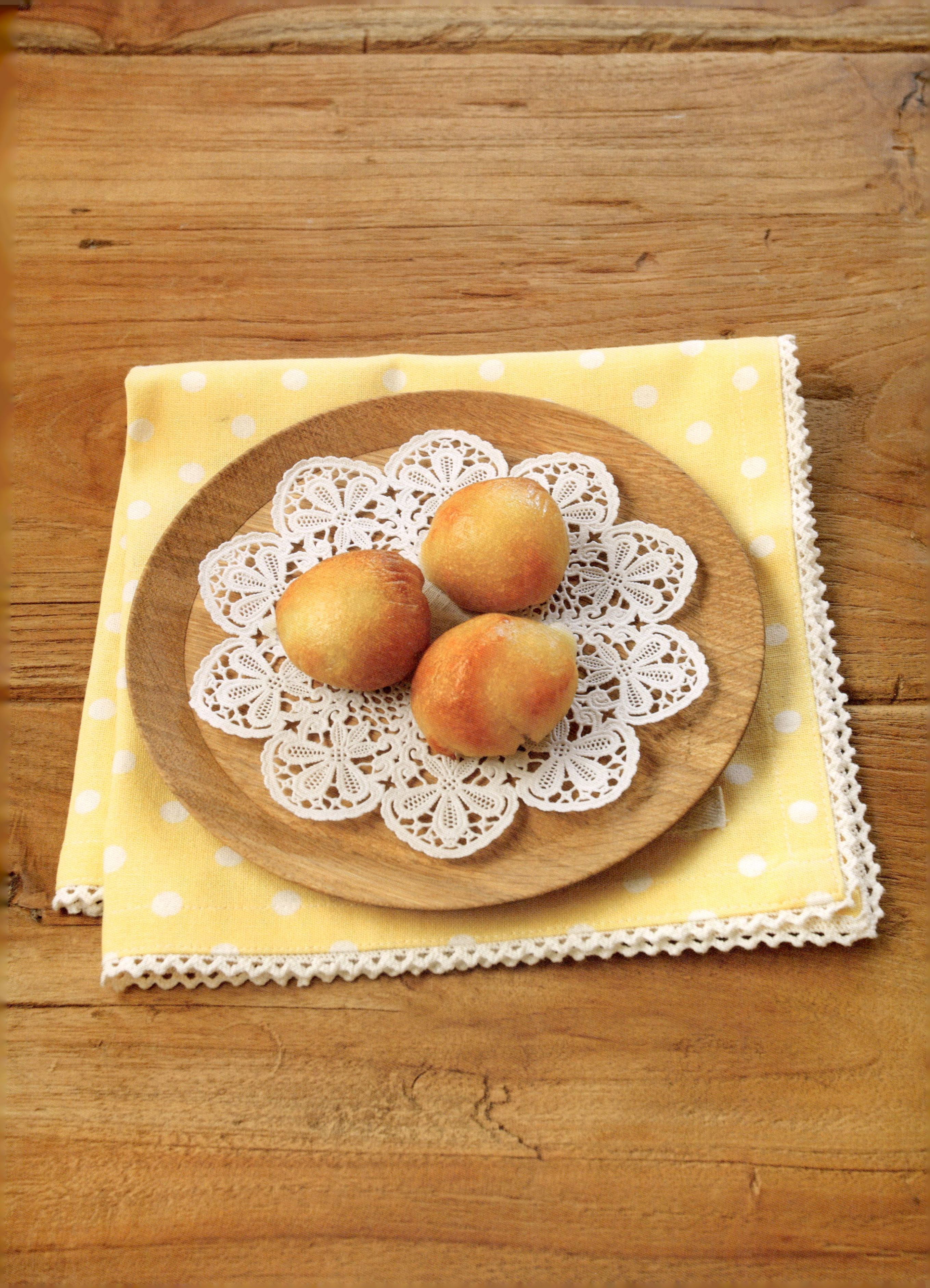

ピーチのさっぱりパフェ

とろける舌触りのアイスクリームやクリームを、豆腐やじゃがいもを使って
作ります。夏のうだるような暑い日のおやつにはぴったり。

材料　4人分

○ピーチのアイスクリーム（2人分）

- 白桃（缶詰）……160g
- レモン汁……3mℓ
- 豆乳（無調整）……60mℓ
- 豆腐……50g
- 砂糖……大さじ2
- バニラエッセンス……少々
- 塩……ひとつまみ

○クリーム

- じゃがいも……小2個
- 砂糖……大さじ6
- コーンスターチ……小さじ2
- ココナッツミルク……½カップ
- バニラエッセンス……少々

黄桃（缶詰）……4個（白桃缶詰でも可）
みかん（缶詰）……12粒
チェリー（缶詰）……4個

作り方

❶ ピーチのアイスクリームを作ります。白桃の缶詰は、⅕量ほどを残して適当な大きさに切ります。ミキサーに切った白桃、レモン汁、豆乳、豆腐、砂糖、バニラエッセンス、塩を入れてなめらかになるまで攪拌します。
❷ 残りの白桃は粗いみじん切りにします。ボウルに❶とみじん切りの白桃を入れて混ぜ合わせ、ラップをして冷凍庫で凍らせます。
❸ 凍り始めたら取り出し、泡立て器でなめらかになるまで混ぜ合わせ、再度冷凍庫で凍らせます。これを3〜4回繰り返し、冷やし固めます。
❹ クリームを作ります。じゃがいもは小さく切ってやわらかくなるまでゆで、水けをきって裏ごしします。
❺ じゃがいもに砂糖、コーンスターチ、ココナッツミルク、バニラエッセンスを混ぜて少し練り、ラップをして冷蔵庫で冷やします。
❻ 黄桃2個は縦半分に切り、みかん4粒とともに飾り用にとっておきます。残りの黄桃とみかんは小さく切ります。
❼ 器に小さく切った黄桃とみかんを入れ、その上にピーチのアイスクリームを大きなスプーンですくい入れます。
❽ クリームをしぼり出し、みかん、チェリーを飾ります。

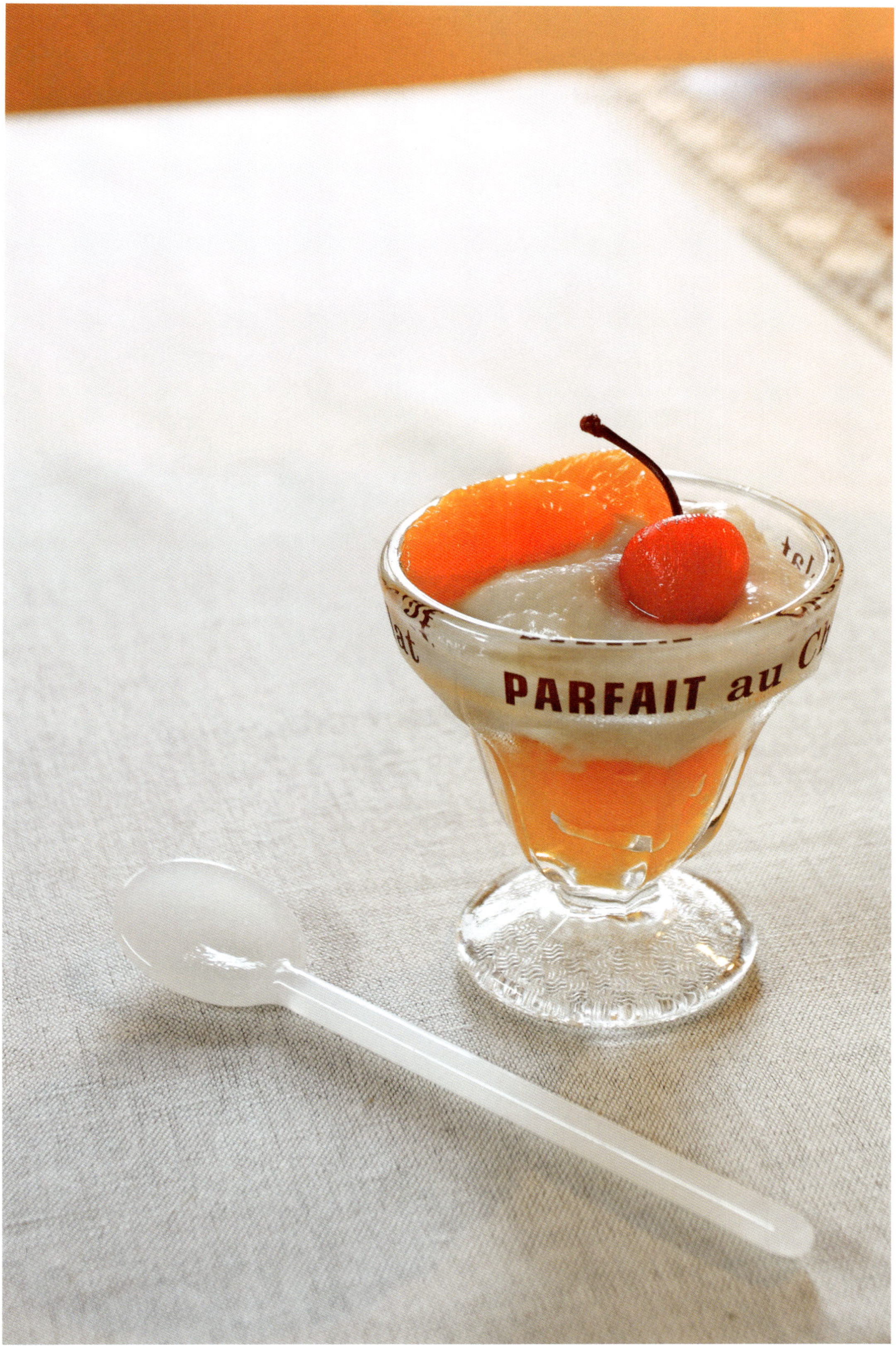
PARFAIT au

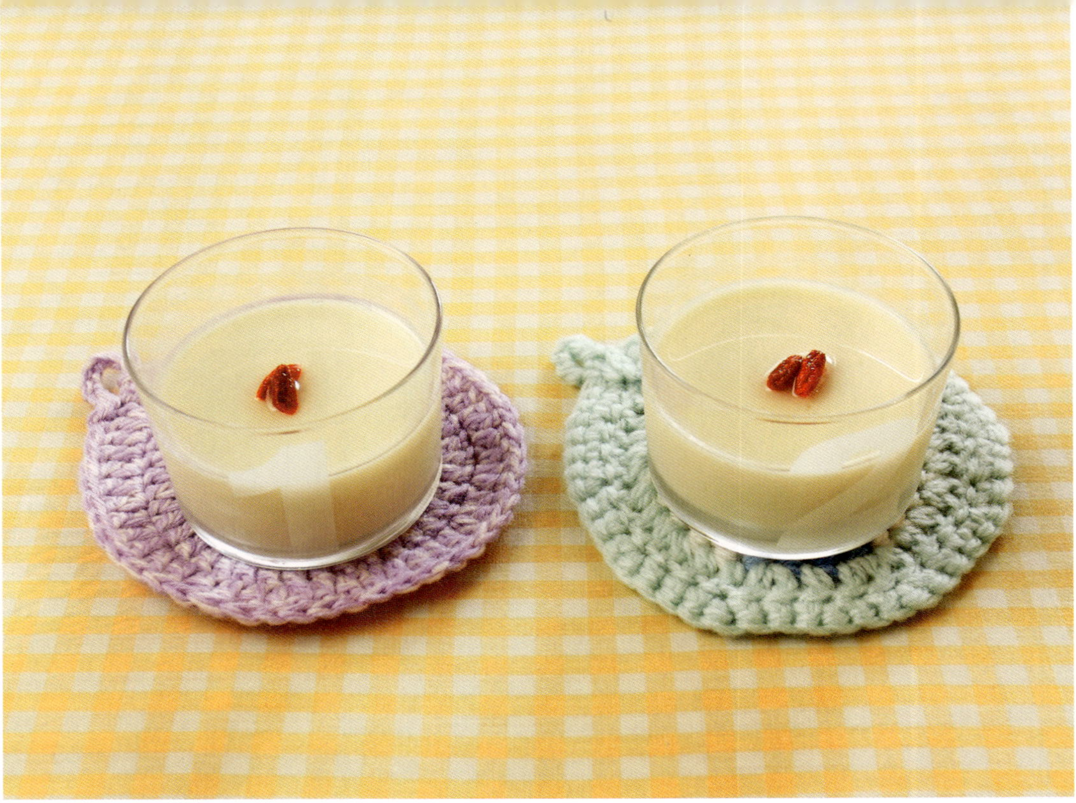

杏仁豆腐

中華料理の定番デザートを、豆乳とココナッツパウダーで
作ります。つるつるなめらかな食感とさっぱりとしたあと味が魅力です。

材料　2人分

水	½カップ
棒寒天	2.5g
豆乳（無調整）	100㎖
砂糖	大さじ1と⅓
ココナッツパウダー	10g
○シロップ	
水	大さじ2
砂糖	大さじ1と⅓
レモン汁	小さじ⅕
クコの実	4粒

作り方

❶ 棒寒天は水（分量外）につけてふやかしておきます。
❷ 棒寒天の水けをしっかりとしぼり、小さくちぎりながら鍋に入れます。分量の水を加えて火にかけ、煮溶かします。
❸ 別の鍋に豆乳と砂糖を入れて温め、砂糖を溶かします。
❹ ボウルにココナッツパウダーを入れ、❸を少しずつ加えながらダマにならないようによく混ぜます。❷の寒天液をザルなどでこしながら加えて混ぜます。器に流し入れ、冷蔵庫で冷やし固めます。
❺ シロップを作ります。鍋に砂糖と分量の水を入れて混ぜ、火にかけて煮詰め、レモン汁を加えてそのまま冷まします。
❻ 杏仁豆腐にシロップをかけ、水でもどしたクコの実を飾ります。

バナナといちごのシャーベット

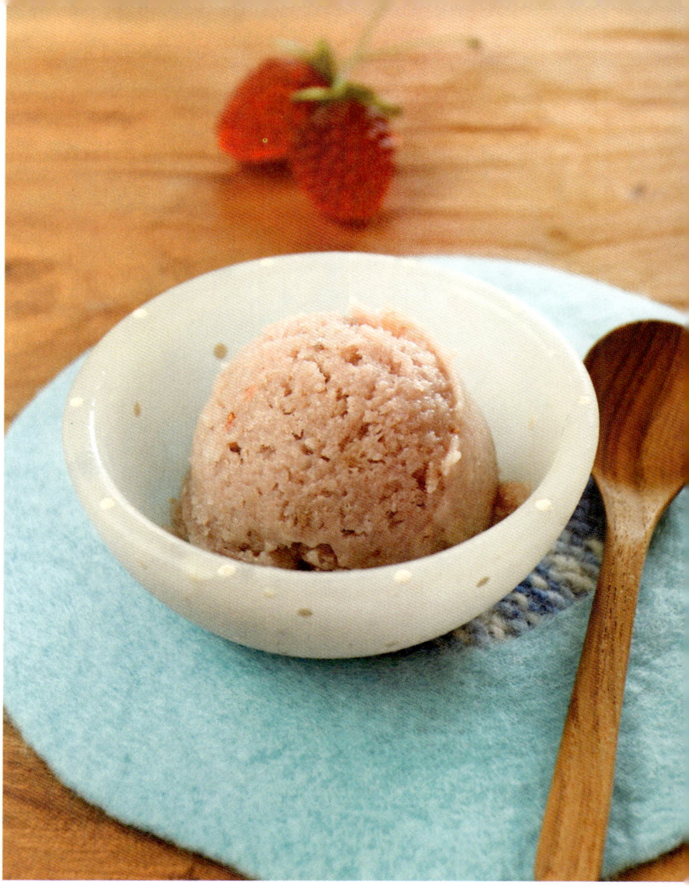

材料　２人分

バナナ……１本
いちごジャム（P.10参照）……大さじ２
絹ごし豆腐……150g
豆乳（無調整）……50mℓ
砂糖……小さじ１

作り方

❶ バナナはつぶしておきます。豆腐は水けをしっかりと取ります。
❷ 豆腐に少しずつ豆乳を合わせ、泡立て器でよく混ぜ合わせます。
❸ ❷にバナナ、いちごジャム、砂糖を加えてよく混ぜバットなどに入れて冷凍庫で固めます。

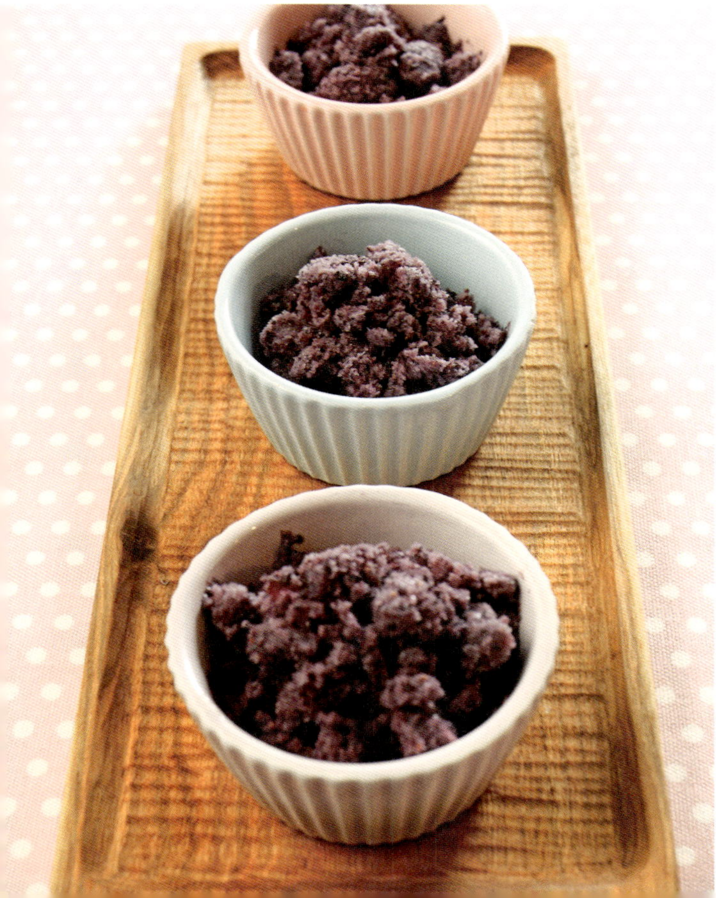

ブルーベリーシャーベット

材料　２人分

ブルーベリー（冷凍）……50g
豆乳（無調整）……50mℓ
砂糖……大さじ１

作り方

❶ フードプロセッサーにブルーベリー、豆乳、砂糖を入れてなめらかになるまで撹拌します。
❷ バットなどに移してラップをかけ、冷凍庫に入れて冷やし固めます。
❸ 固まったらスプーンなどで崩し、器に盛ります。

いちごミルクゼリー

見た目も華やかなゼリーは子供たちが大好きなデザート。
2層に分かれた異なる味を楽しんでください。

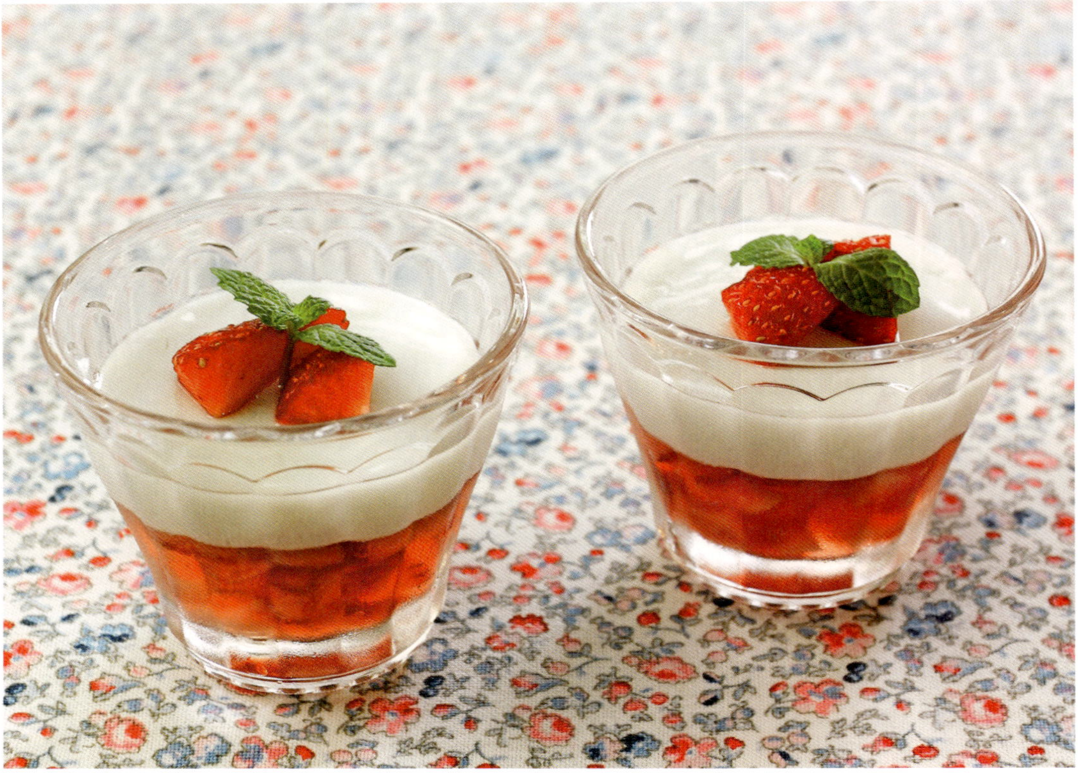

材料　2人分

- いちご……6個
- ○ゼリー液
  - 砂糖……大さじ4
  - アガー……5g
  - 水……1カップ
- ココナッツミルク……¼カップ
- ミントの葉……少々

作り方

1. いちごはヘタを取って5個を細かく切り、残り1個は縦4等分にします。
2. ゼリー液を作ります。鍋に砂糖とアガーを入れてよく混ぜ、水を加えて火にかけ、ひと煮立ちさせます。
3. 半量をボウルに入れて粗熱を取り、細かく切ったいちごを加え混ぜ、器に流し、冷蔵庫で約30分冷やし固めます。
4. 残りのゼリー液を少し温め、ココナッツミルクを加えて混ぜ、粗熱を取り、いちごの層の上に流し入れ、冷蔵庫で冷やし固めます。
5. 残しておいたいちごを飾り、ミントを添えます。

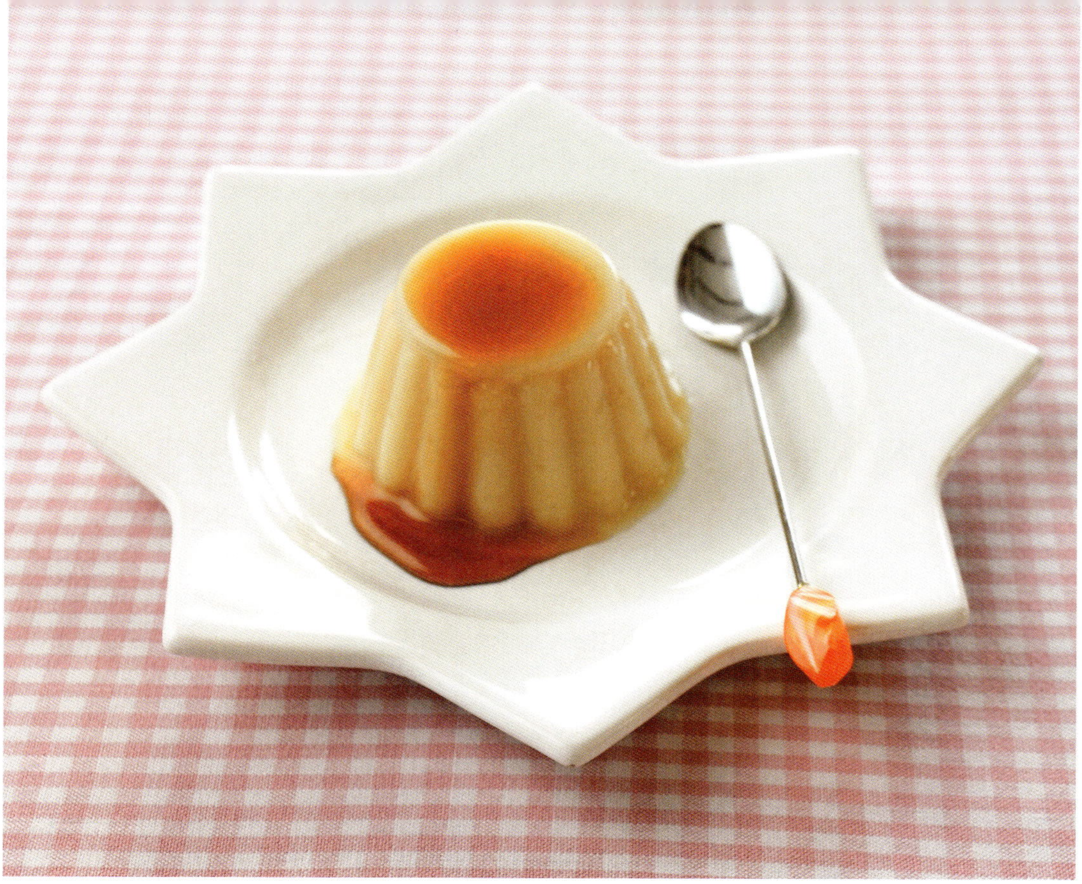

カラメルプリン

卵と牛乳を使わずに簡単に作れるプリン。
さっぱりとした甘みで子供も大人も大好きなデザートです。

材料　4人分

ミルフィー HP	29g
水	1カップ
A アガー	大さじ½
A 砂糖	大さじ1
黄桃ピューレ	大さじ3（黄桃缶詰をミキサーにかけたもの）

○カラメルソース

砂糖	50g
水	大さじ4

作り方

❶ 水を鍋に入れます。Aをよく混ぜ合わせ、ダマにならないように少しずつ加えながらよく混ぜます。
❷ ❶を火にかけ、沸騰したら1分ほどかき混ぜて煮溶かします。一度、火を止め、ミルフィー、黄桃ピューレの順に加え、そのつどよく混ぜます。
❸ ❷を再び火にかけ、全体が溶けるまで約3分煮たら火を止め、型に入れ、水を張ったバットに並べて冷蔵庫で約30分冷やし固めます。
❹ カラメルソースを作ります。カラメル用の砂糖と水を小鍋に入れて火にかけ、色が濃くなり、とろみがついたら火からおろします。
❺ ❸を型からはずし、皿に盛り、❹をかけます。

チョコレートムース

チョコレートの代わりにキャロブ粉を使います。
ふんわりとなめらかな口当たりに仕上げるのが大切です。

材料　２人分

絹ごし豆腐	80g
じゃがいも	40g
キャロブ粉	6g
ココナッツミルク	40mℓ
黒砂糖	24g
棒寒天	1g
水	大さじ４

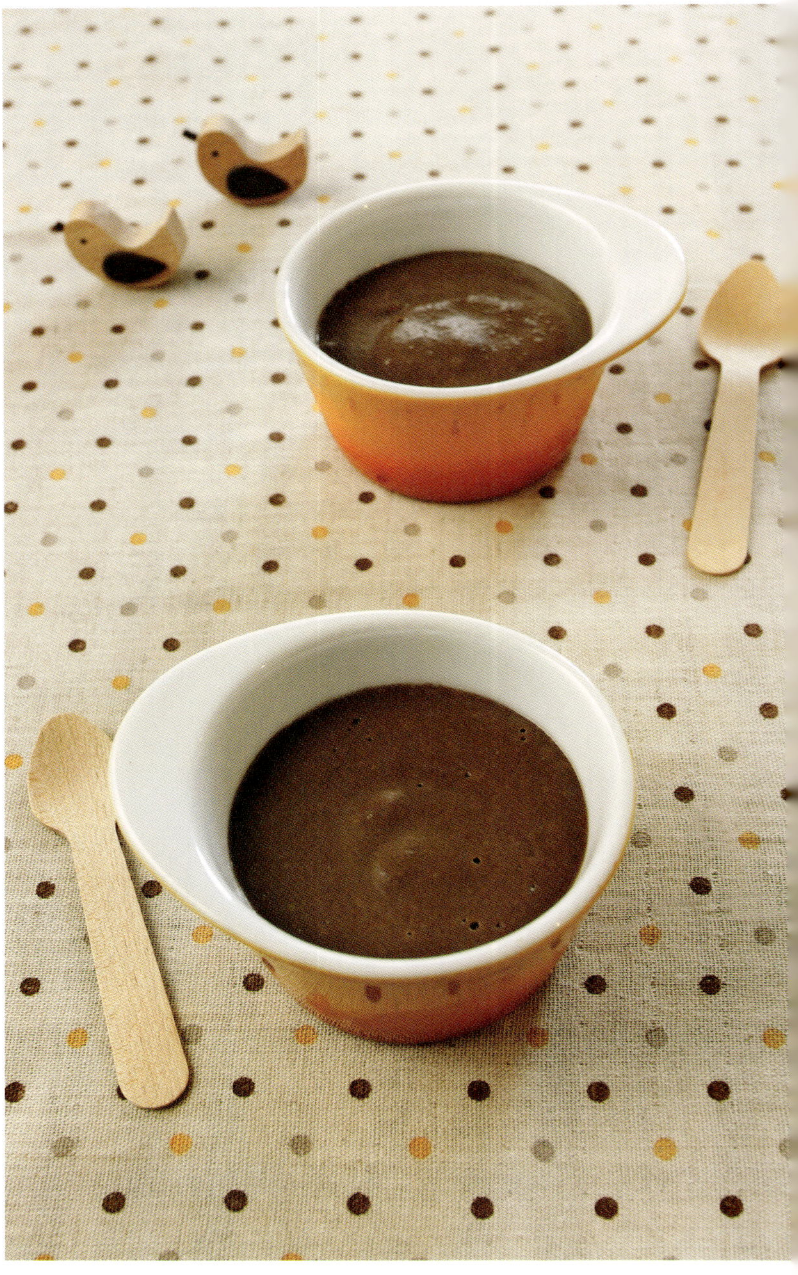

作り方

❶ じゃがいもは水からゆでて水けをきります。棒寒天は小さくちぎって水（分量外）につけ、水けをしぼります。
❷ 小さめの鍋に分量の水と棒寒天を入れ、沸騰させて煮溶かします。ココナッツミルクと黒砂糖を加えて混ぜ、絹ごし豆腐、じゃがいも、キャロブ粉とともにフードプロセッサーにかけます。
❸ 器に流し入れ、粗熱が取れたら冷蔵庫で冷やし固めます。

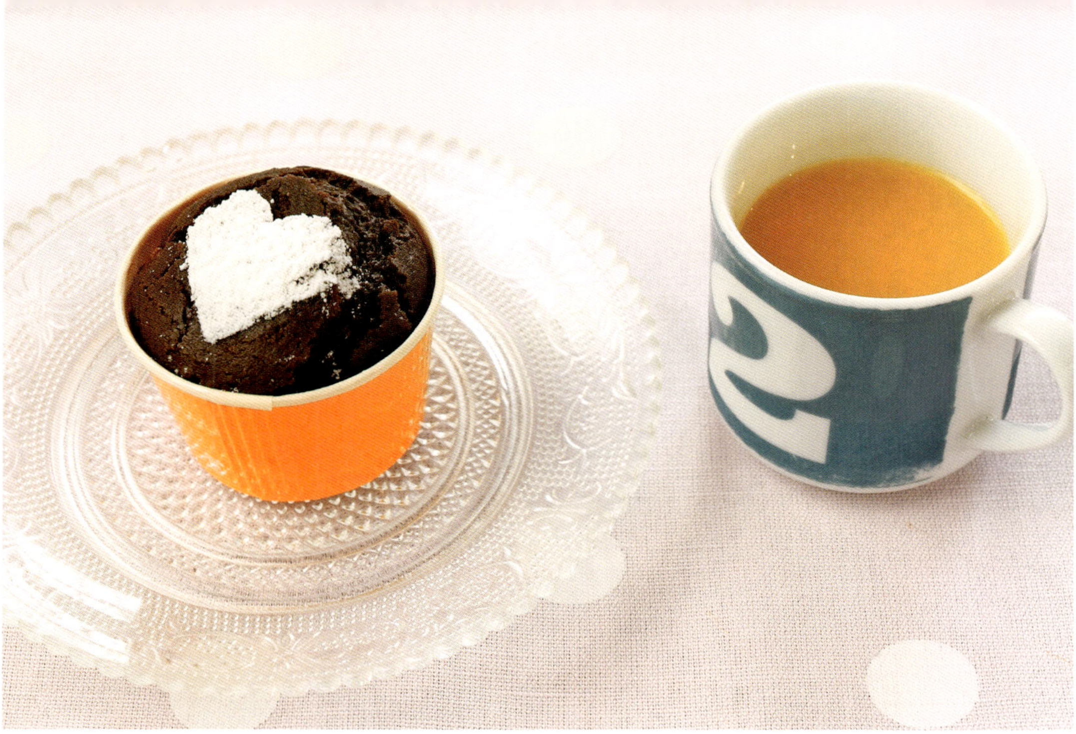

チョコレートケーキ

バレンタインデーにぴったりのスイーツです。
りんごの甘酸っぱさがキャロブ粉とよく合います。

材料　直径7㎝のケーキ用の型８個分

○生地
- 米粉……110g
- キャロブ粉……20g
- ベーキングパウダー……6g
- 砂糖……25g
- 油……16g
- りんごジュース（果汁100%）……100mℓ

○りんごの甘煮
- りんご……100g
- 砂糖……大さじ１と⅔
- レモン汁……小さじ⅔

粉砂糖……適量

作り方

❶ りんごの甘煮を作ります。りんごは芯を取り、皮つきのまま2㎜厚さのいちょう切りにし、耐熱性の皿に並べ、砂糖とレモン汁をまぶします。
❷ ラップなしで、電子レンジで約５分加熱します（途中一度取り出して混ぜ合わせます）。
❸ 生地を作ります。ボウルに米粉、キャロブ粉、ベーキングパウダーをふるい入れます。
❹ ❸に砂糖、油、りんごジュースを加えて泡立て器で混ぜ合わせます。しっとりとしてきたらりんごの甘煮を汁ごと入れて、ゴムべらで均一になるまで混ぜ合わせます。
❺ 型に生地を分け入れ、表面を平らにならします。
❻ ❺を天板に並べ、180℃のオーブンで約13分焼き、取り出して冷まします（竹串を刺して、生地がつかなければ焼き上がりです）。
❼ あらかじめハート形に切り抜いた紙の上から、茶こしを使って粉砂糖を振ります。

野菜プリッツ

少し苦手な野菜も、お菓子にすればおいしく食べられます。
冷蔵庫で休ませて歯ごたえよく作ることがコツです。

材料　２人分

にんじん	40g
ほうれん草	15g
オリーブオイル	50g
砂糖	50g
米粉	150g
ベーキングパウダー	少々

作り方

❶ にんじんはすりおろし、ほうれん草はゆでてすりつぶしておきます。

❷ オリーブオイル、砂糖を合わせ、よく混ぜ合わせます。

❸ ❶、❷を合わせ、米粉、ベーキングパウダーを数回に分けて加え混ぜ、ラップをかけ30分ほど冷蔵庫で休ませます。

❹ ❸を厚さ5㎜ほどにのばし、スティック状に切り、170℃のオーブンで10〜15分焼きます。

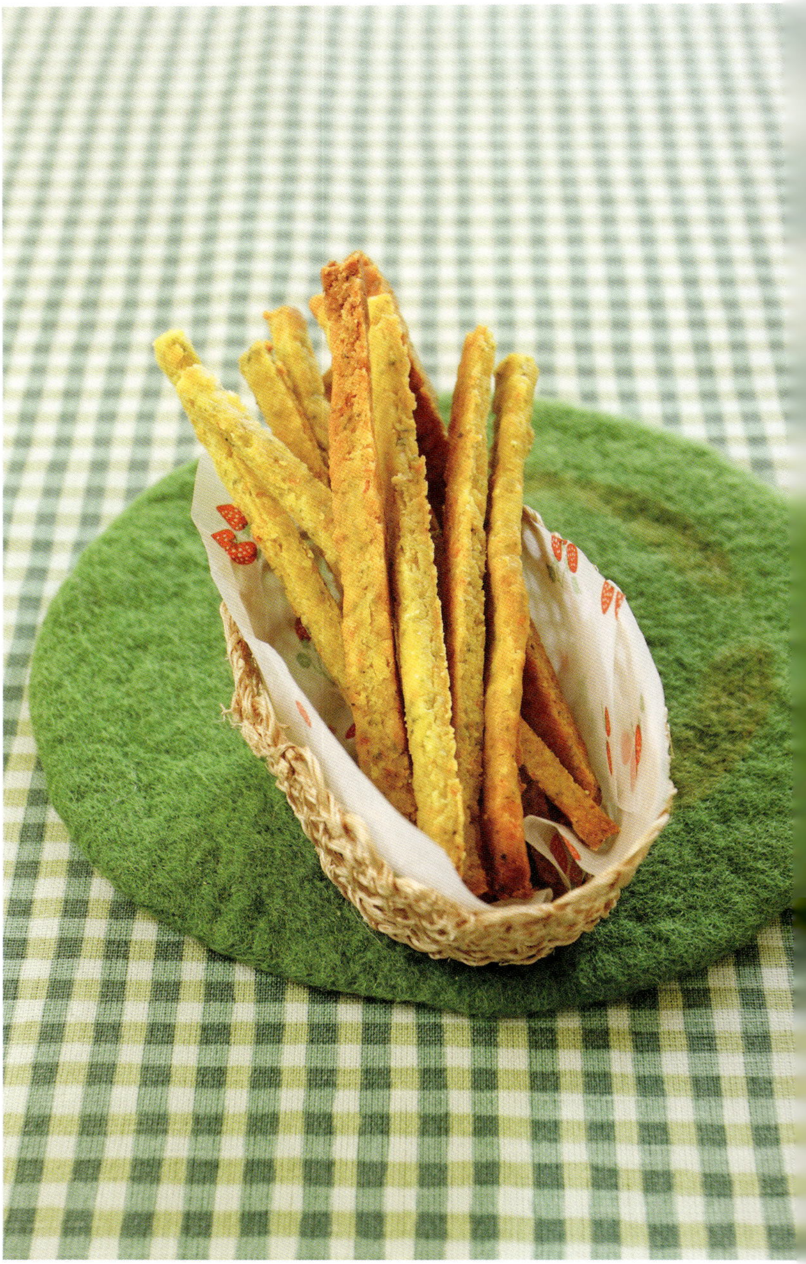

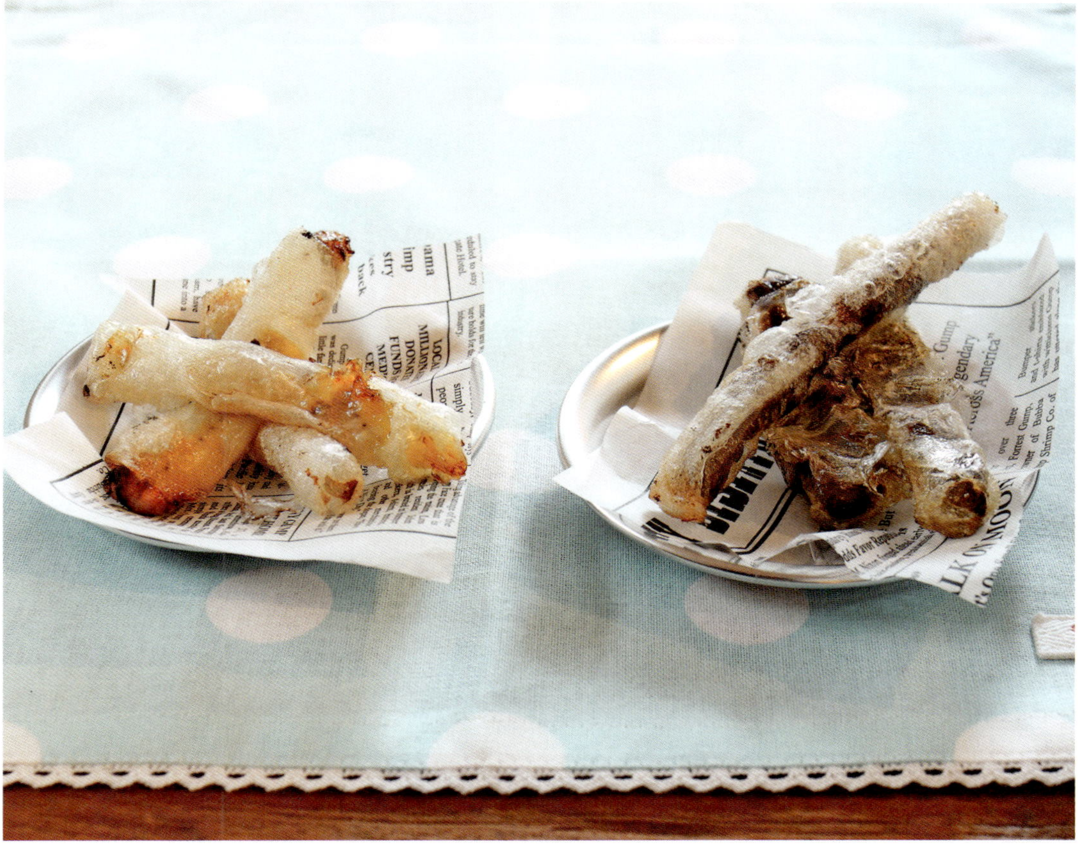

春巻きスティック

皮はパリッと、中のバナナとチョコレートがほんのり溶けて、
甘さがより一層引き立ちます。ひと手間ですぐにできる簡単デザートです。

材料　2人分

生春巻きの皮	4枚
バナナ	½本
チョコレート（食物アレルギー対応）	30g
油	適量

作り方

❶ バナナとチョコレートは細かく切ります。
❷ 生春巻きの皮を2等分に切って水に通し、4枚にバナナ、4枚にチョコを入れて細く巻きます。
❸ 油をフライパンの1㎝ほど入れ、❷の表面を揚げ焼きします。

ソフトクッキー

小麦粉、卵、バターは一切入っていません。
混ぜて丸めて焼くだけなので、親子で一緒に作っても楽しいです。

材料　6個分

さつまいも	30g
里いも（冷凍）	2個
米粉	20g
コーンミール	8g
わらび粉	5g
ベーキングパウダー	1g
黒砂糖	20g
はちみつ	小さじ1
水	小さじ2
油	小さじ1

作り方

❶ さつまいもは皮つきのまま8㎜角に切り、水からゆでて、水けをきります。
❷ 米粉、コーンミール、わらび粉、ベーキングパウダーを混ぜ合わせます。
❸ 鍋に黒砂糖、はちみつ、分量の水を入れ、火にかけて溶かします。
❹ 里いもはやわらかくなるまで熱湯でゆで、水けをきります。
❺ ❹をボウルに入れてすりこぎでつぶし、❸、油を加えて混ぜます。❷で合わせた粉を加えてさらに練り混ぜ、ひとまとまりにします。
❻ ❺に❶のさつまいもを加えて混ぜ、6等分にして丸め、手のひらで軽く平らにします。
❼ 200℃のオーブンで約8分焼きます。

米粉パンのラスク

忙しいときにぴったり！
簡単にできるおやつです。

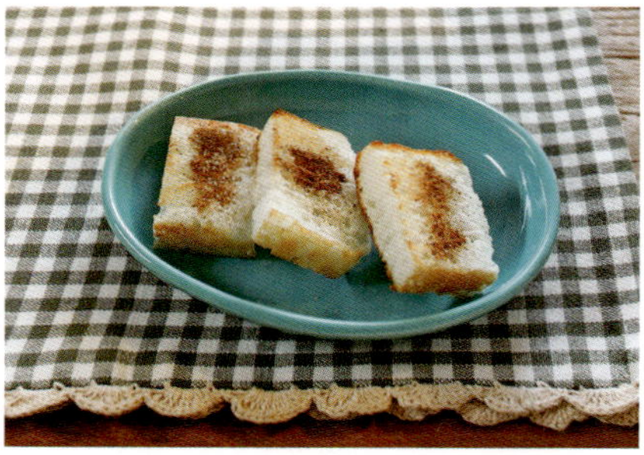

シナモンシュガーの代わりにてんさい糖を振っても、甘くて香ばしいラスクが出来上がります。

材料　2人分

みんなの食卓米粉パン	4枚
シナモンシュガー	小さじ2

作り方

米粉パンを2等分にし、シナモンシュガーをのせ、5分ほどトースターで焼きます。

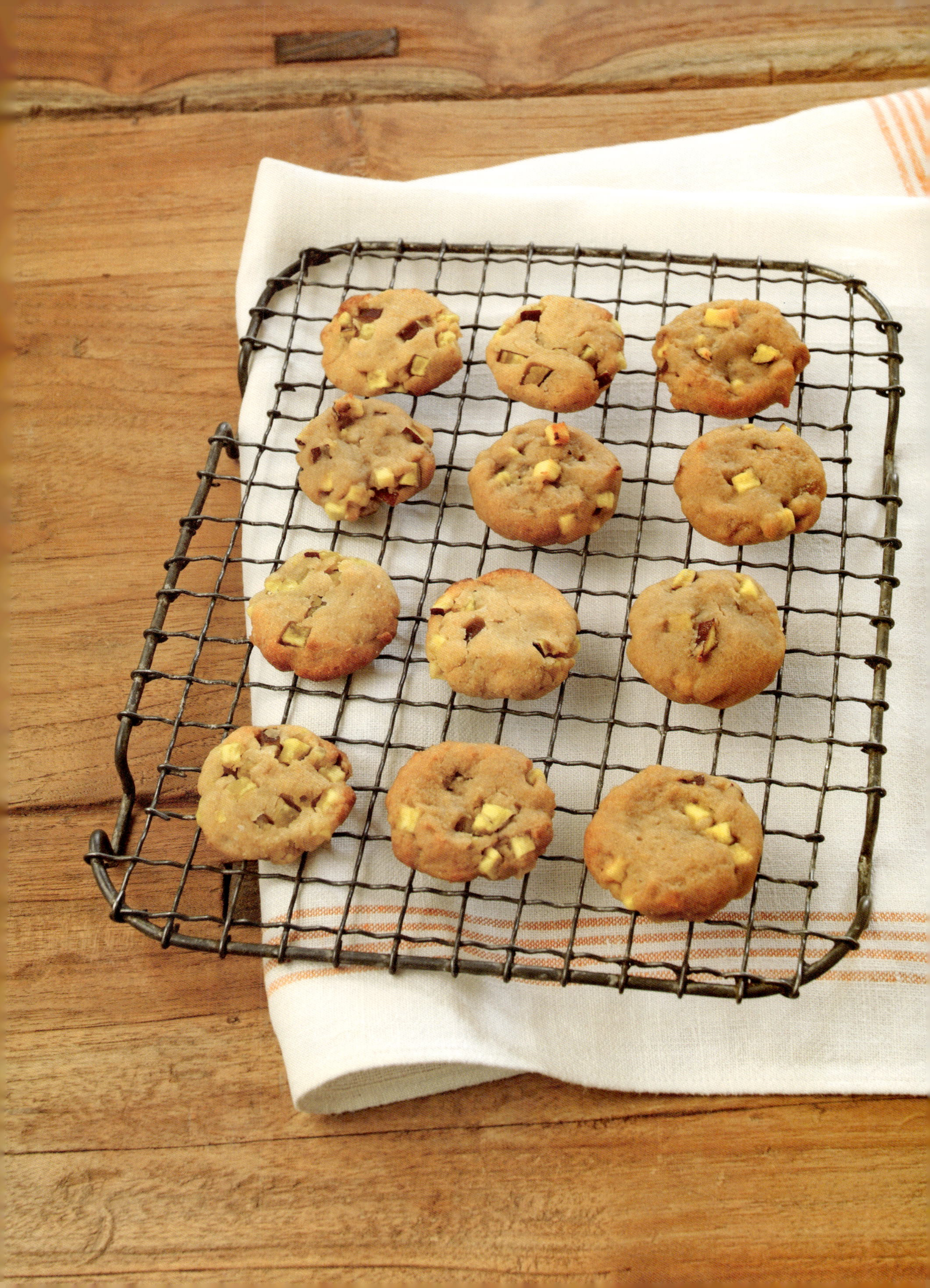

スコーン

イギリスのアフタヌーンティーに欠かせないデザートです。ジャムや紅茶を添えるとよりおいしくいただけます。卵や牛乳を使わないので、少しかために仕上がります。

材料　3個分

米粉	50g
ベーキングパウダー	小さじ½
砂糖	大さじ1
塩	ひとつまみ
油	大さじ1
オレンジジュース	大さじ1
ココナッツミルク	大さじ1と½

作り方

❶ 生地を作ります。ボウルに米粉、ベーキングパウダー、砂糖、塩を混ぜ合わせます。油を加えて両手で手早くこすり合わせてサラサラとしたそぼろ状にします。

❷ オレンジジュースとココナッツミルクを加えて生地をひとまとめにし、3等分して抜き型に詰めます。

❸ 軽く押さえて型から出し、ひっくり返してオーブンシートを敷いた天板にのせ、200℃のオーブンで約15分焼きます。

❹ 器に盛り、ジャム（P.10参照）を添えます。

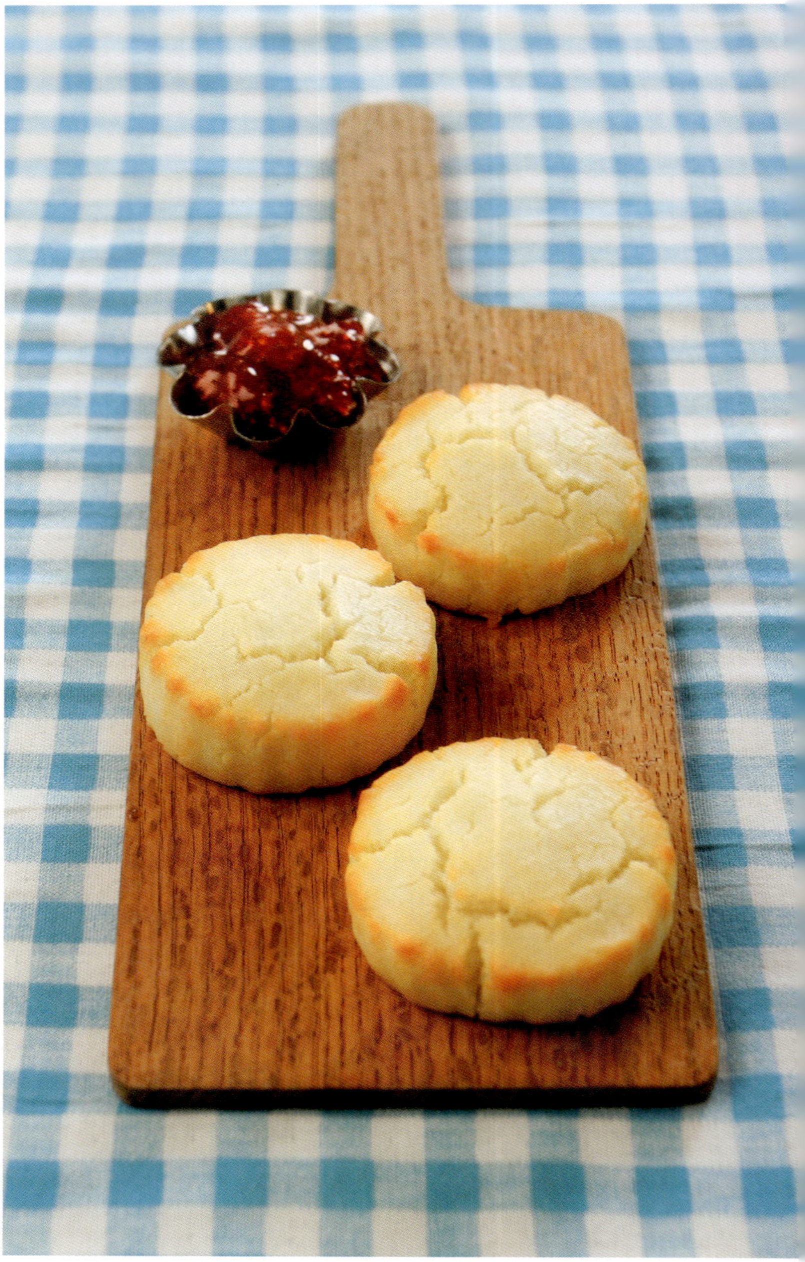

バナナとりんごのマフィン

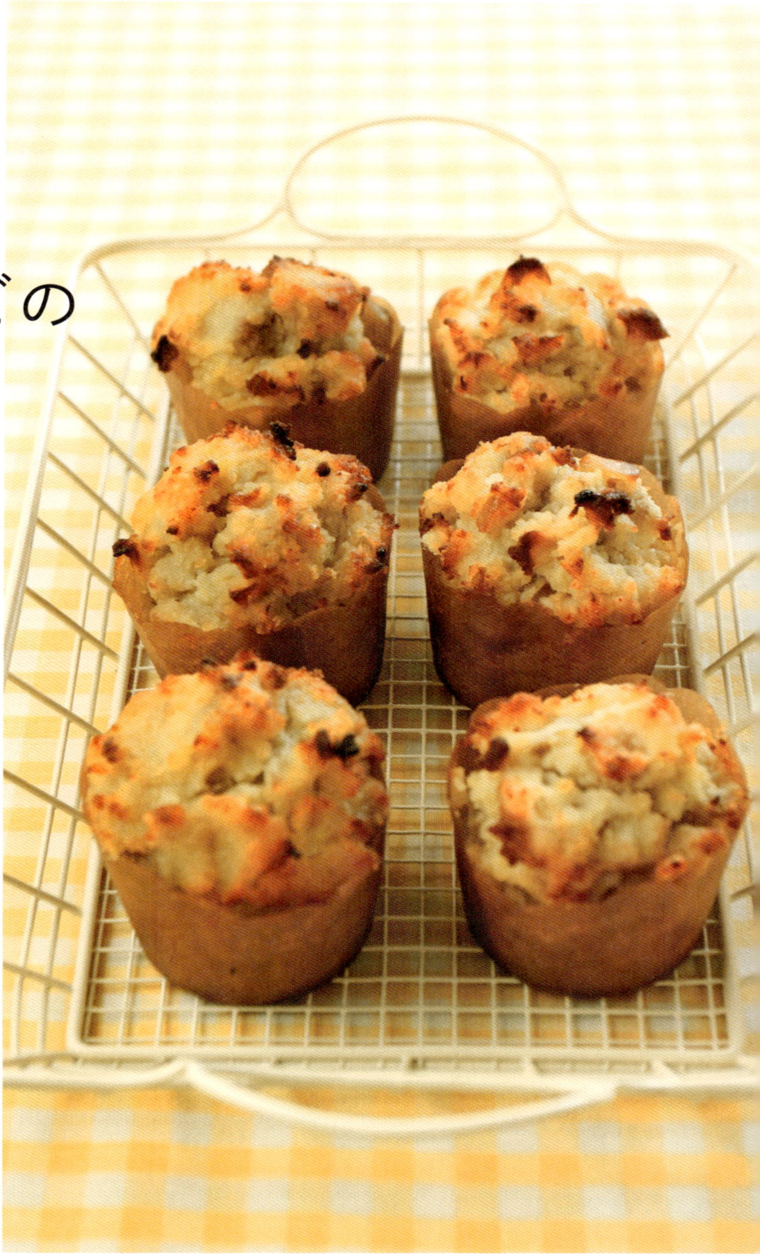

豆腐を混ぜて作る、優しい
甘さが特徴のマフィンです。
冷めてもやわらか、
フルーツの香りがたまりません。

材料　２人分

バナナ	½本
りんご	⅓個
米粉	50g
ベーキングパウダー	小さじ⅔
アーモンドパウダー	30g
砂糖	40g
木綿豆腐	100g
オリーブオイル	大さじ２

作り方

❶ バナナとりんごを一口大に切り、オリーブオイル（分量外）で軽く炒める。
❷ 米粉、ベーキングパウダー、アーモンドパウダー、砂糖を混ぜ合わせます。
❸ ❷に水けをしっかり取った豆腐を混ぜ、オリーブオイルを少しずつ混ぜ合わせます。
❹ ❸に❶を加えてさっくりと混ぜ、マフィン型にたっぷり入れ 180℃のオーブンで 30 分ほど焼きます。

いちごのミルクレープ

手作りいちごジャムの酸味と豆乳ホイップの甘さが絶妙に
重なり合うおやつ。スポンジケーキよりも食べごたえがあります。

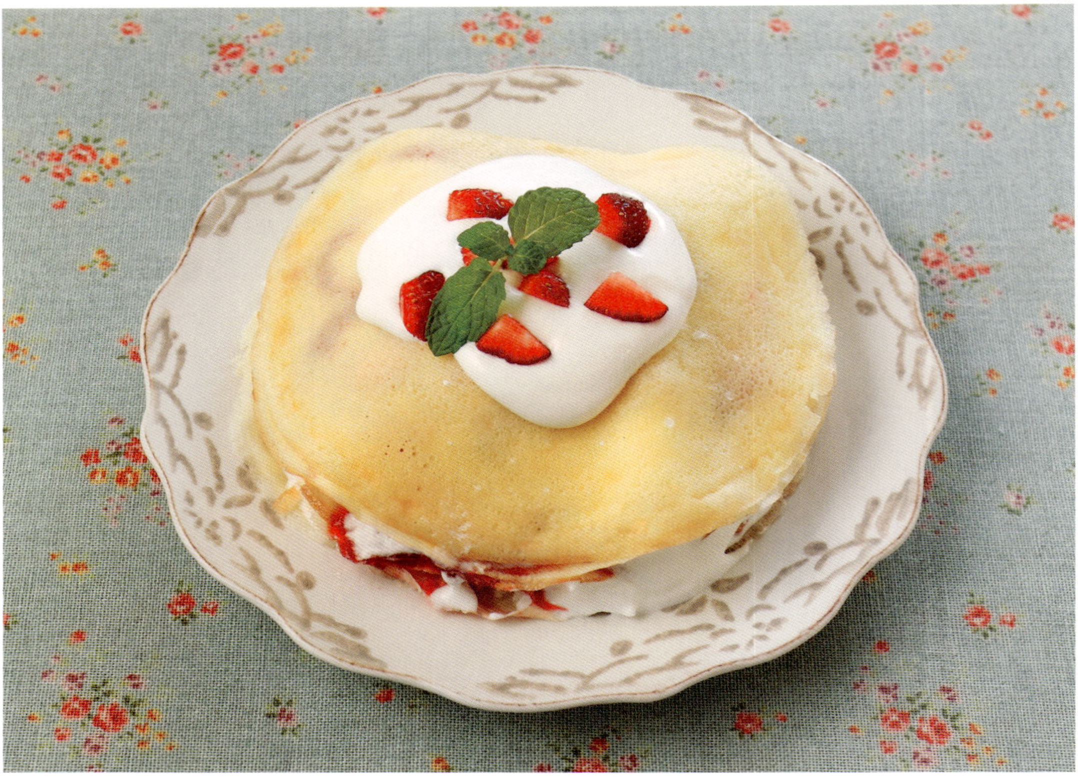

材料　２人分

米粉	150g
豆乳（無調整）	250㎖
砂糖	30g
ベーキングパウダー	小さじ½
油	適量

豆乳ホイップ	100㎖
砂糖	大さじ２
いちご	８個
いちごジャム（P.10を参照）	大さじ４
粉砂糖	適量
ミントの葉	少々

作り方

❶ 米粉、砂糖、ベーキングパウダーを混ぜ、豆乳を注ぎ、さらに混ぜ合わせます。

❷ 油を薄くひいたフライパンで❶をお玉で薄くのばし両面焼きます。7〜８枚焼きます。

❸ 豆乳ホイップ、砂糖を合わせて泡立てホイップクリームを作ります。

❹ ❷にいちごジャム、❸を塗り、細かく切ったいちごをのせます。これを繰り返し、一番上には粉砂糖を振りミントを添えます。

さつまいも
アイスクリーム風

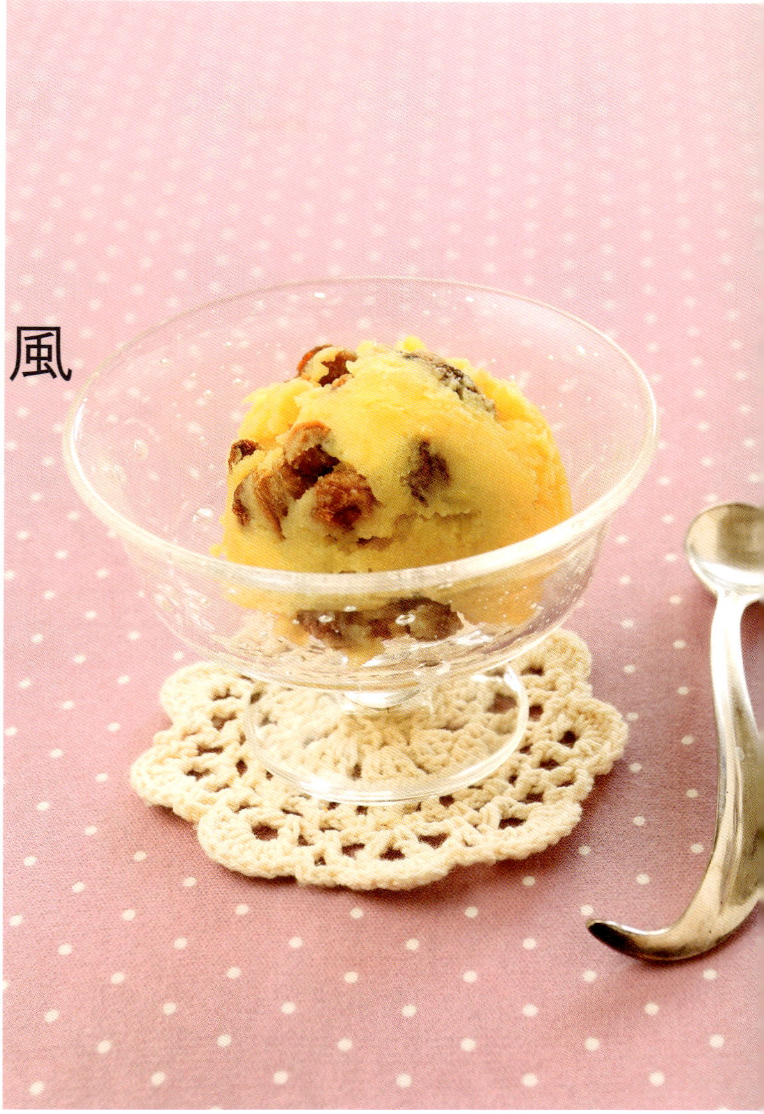

栄養価の高いさつまいもと
レーズンで作る甘さ控えめの
冷たいデザートです。
冷蔵庫でたっぷり冷やして
召し上がってください。

材料　２人分

さつまいも……½本
砂糖……大さじ１
豆乳（無調整）……50㎖
レーズン……大さじ１

作り方

❶ さつまいもは皮をむいて小さく切り、ゆでてつぶします。
❷ ❶に砂糖、豆乳、レーズンを加えてよく混ぜ合わせ、冷蔵庫で冷やします。
❸ ディッシャーで丸く盛ります。

column

パンに塗ったり
ケーキにアレンジしたり
万能クリームの作り方

さつまいもは甘いクリームにも変身します。さつまいも100gをやわらかくなるまでゆで、裏ごしします。熱いうちに砂糖（大さじ１と⅔）を混ぜ、ココナッツミルク（大さじ２）を加え混ぜ合わせると完成です。

米粉の
サーター
アンダーギー

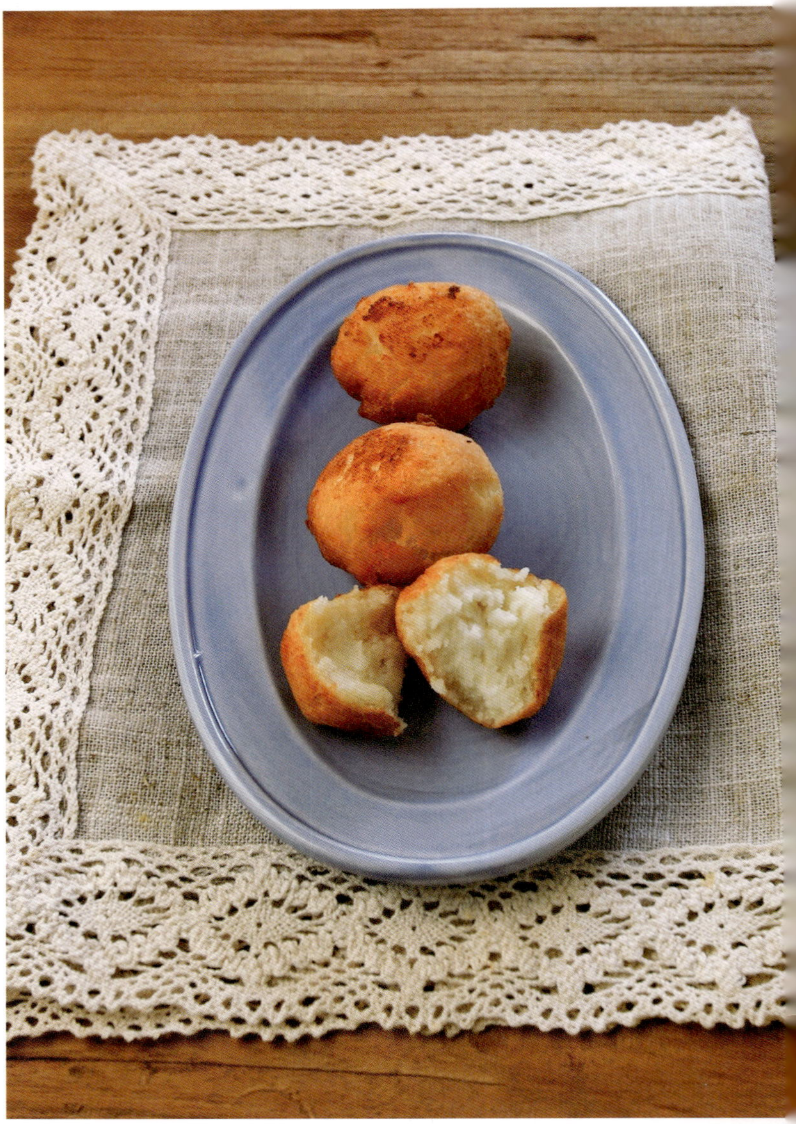

沖縄の代表的な揚げ菓子。
低温の油でこんがりキツネ色に
揚げて、外側はカリッと、
内側はサクサクという軽い食感を
お楽しみください。

材料　6個分

A	木綿豆腐	70g
A	米粉	100g
A	砂糖	50g
A	ベーキングパウダー	1g
A	ショートニング	15g
A	水	50ml
	揚げ油	適量

作り方

❶ Aをすべて混ぜ合わせます。
❷ ❶をお好みの大きさに丸めて170℃の油で揚げます。
❸ 揚がったら皿に盛って出来上がり。

column

一緒に作って楽しい
米粉のアメリカンドッグ

串に刺したみんなの食卓ウインナーに米粉をまぶし、サーターアンダーギーと同じ材料にくぐらせて油で揚げればアメリカンドッグが出来上がります。

蒸しパン

ふっくらとした優しい食感は、レンジで手軽に作れます。
バナナやおいもと組み合わせてより甘く仕上げるのもおすすめです。

材料　レンジ対応カップ２～３個分

米粉……50g
砂糖……大さじ２
塩……少々
ベーキングパウダー……小さじ１
絹ごし豆腐……80g
水……50mℓ
ミックスベジタブル……50g

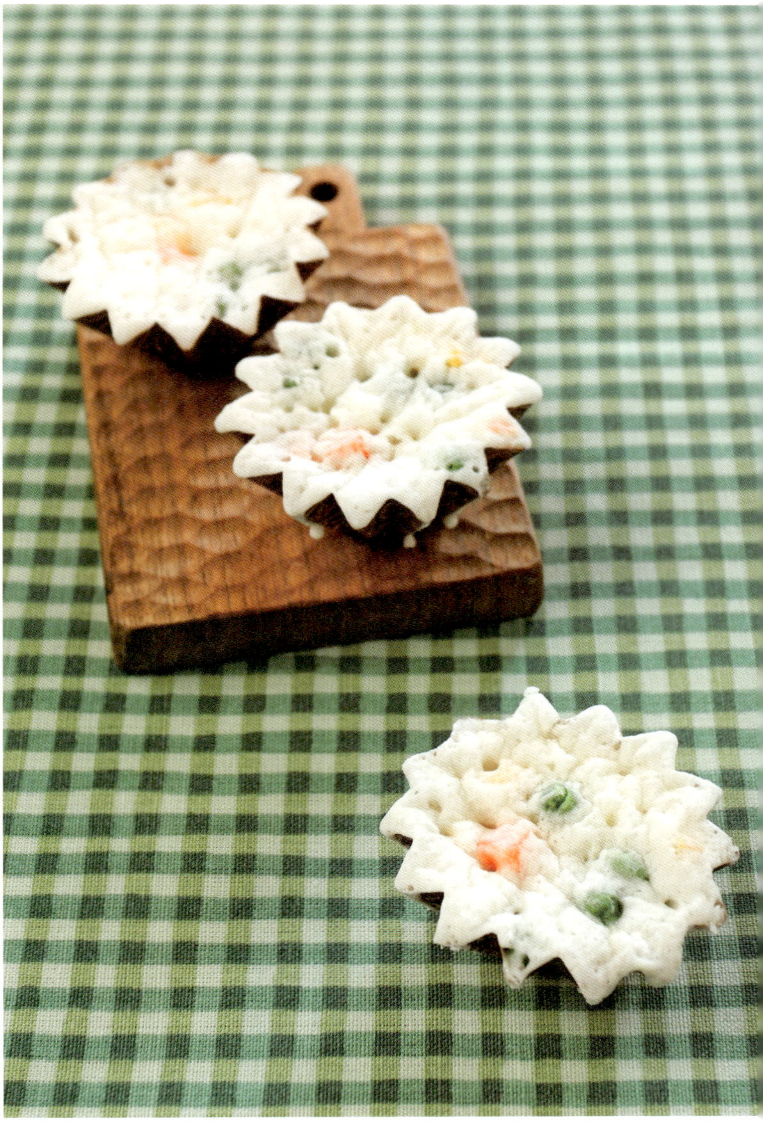

作り方

❶ 材料はすべて混ぜ合わせます。
❷ ❶を耐熱のカップに入れます。
❸ 500Wの電子レンジで３～４分加熱します。

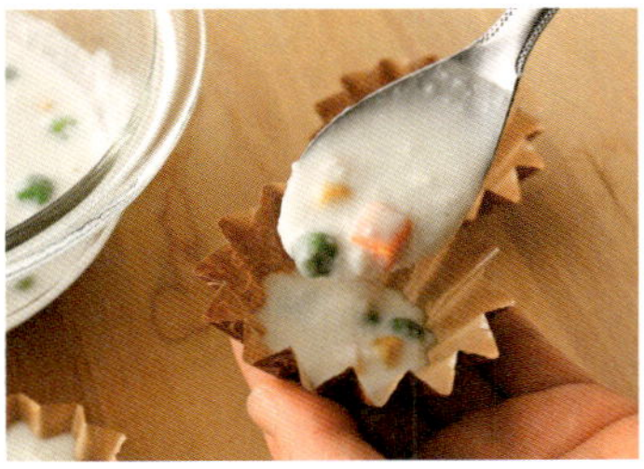

電子レンジに入れると生地が膨れてあふれ出す可能性があるため、材料は容器の八分目くらいまで入れてください。

どら焼き

金属打楽器の銅《ド》鑼《ラ》と似ていることから名付けられたお菓子。
もちもちの皮を米粉と豆乳で作ります。

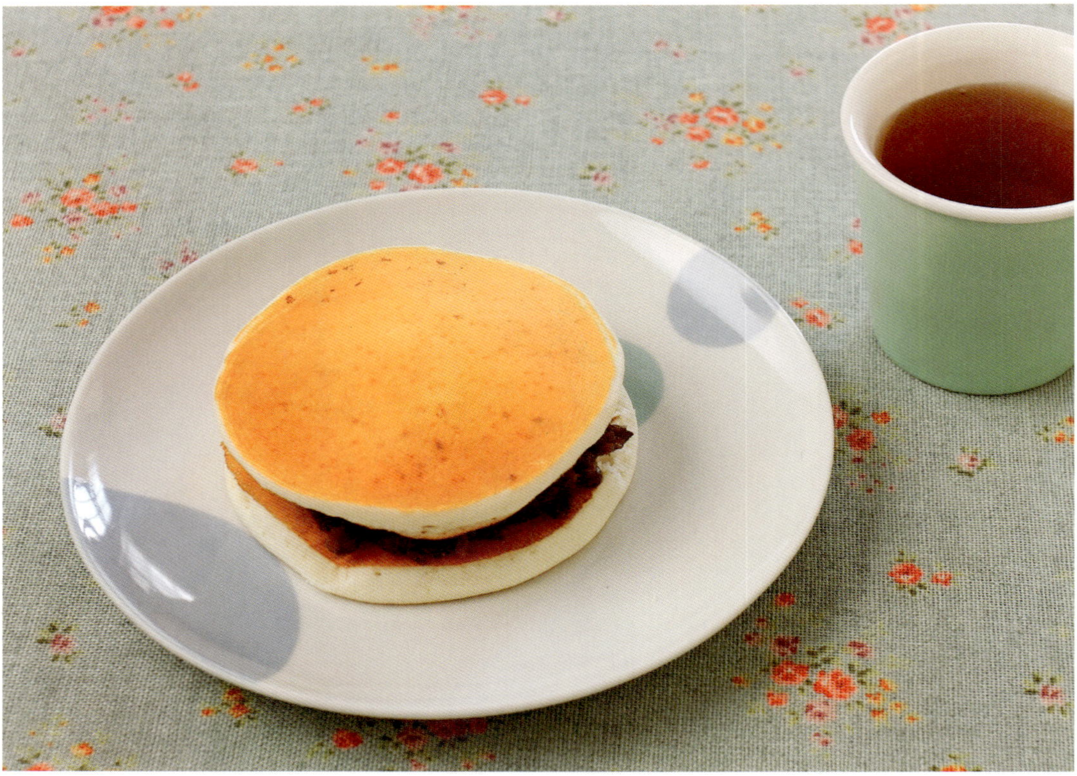

材料　2個分

○皮
- 米粉 ……… 70g
- ベーキングパウダー …… 小さじ1
- 砂糖 ……… 小さじ1
- はちみつ ……… 大さじ1と½
- 豆乳（無調整） ……… 100㎖

油 ……… 少々
つぶあん ……… 50g

作り方

❶ はちみつに豆乳を少しずつ加え、混ぜ合わせます。
❷ ボウルに米粉、ベーキングパウダー、砂糖を入れて混ぜ、❶を少しずつ加えながらさらに混ぜ合わせて、生地を作ります。
❸ フライパンを火にかけ、キッチンペーパーで油を薄く塗ります。生地の¼量を丸く流し入れ、弱火で焼きます。きれいな焼き色がついたら裏返し、さっと焼いて火を通します。残り3枚も同様にして焼きます。
❹ つぶあんは2等分し、丸めておきます。
❺ 焼き上がった皮2枚であんをはさみ、皮の周囲を軽く押さえてとじ、ラップで包んでしばらくおいてなじませます。

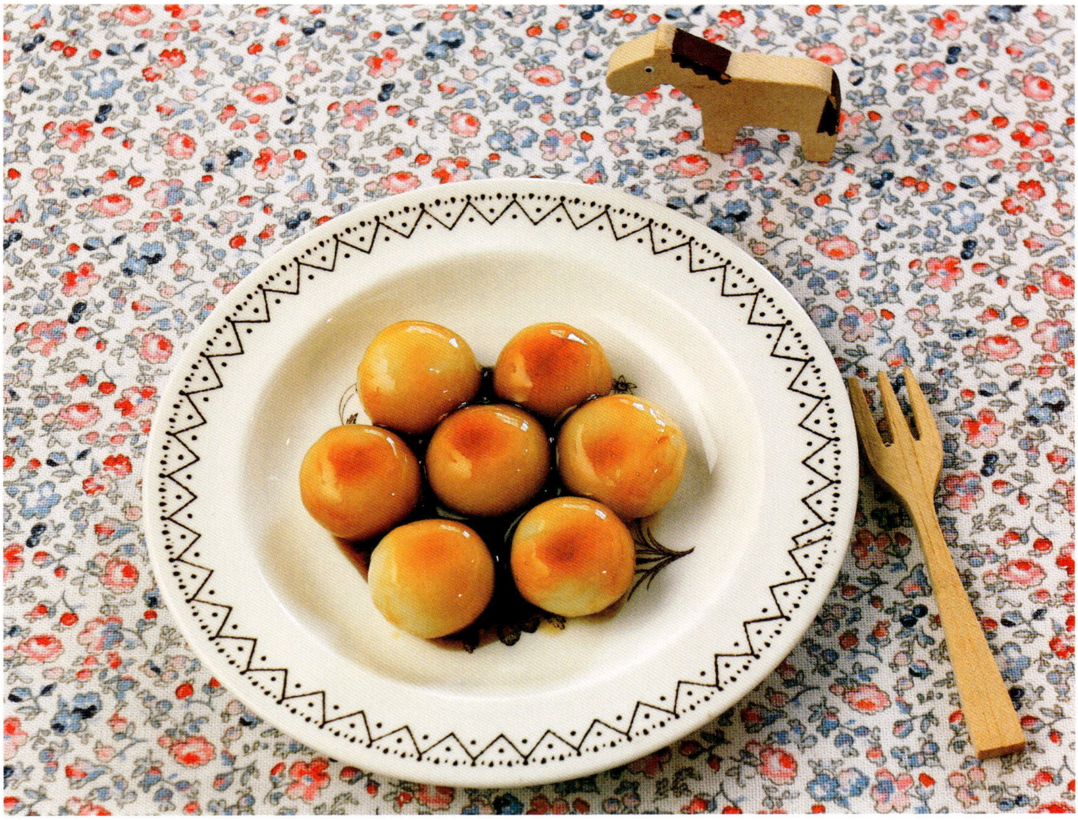

簡単おだんご

上新粉はうるち米を精米して粉にしたもので、
白玉粉はもち米を水につけて乾燥させたもの。くせがなく抜群のなめらかさです。

材料　2人分

上新粉	50g
白玉粉	50g
水	100㎖
○たれ	
水	50㎖
しょうゆ	大さじ1と½
砂糖	小さじ1
片栗粉、水	各大さじ½

作り方

❶ ボウルに上新粉、白玉粉を入れて混ぜ合わせ、分量の水を少しずつ加えながら手でこね、耳たぶくらいのやわらかさに練り上げます。

❷ こねた生地を適当な大きさにちぎり、だんご状に丸め、中央を軽く押さえます。

❸ たっぷりの熱湯にだんごを入れ、強火でゆでます。浮き上がってきたら冷水に落として冷やします。

❹ 別の鍋に分量の水、しょうゆ、砂糖を合わせて煮立て、水で溶いた片栗粉でとろみをつけます。

❺ だんごの水けをきって、熱いたれをからめます。

クリスマスショートケーキ

小麦、卵、牛乳を使用せず、ムースを土台にしたケーキです。
甘さと香りを引き立てるメープルシロップを、ぜひクリスマスにお子さんと一緒に味わってください。

材料　直径5cm×高さ6cmのセルクル4個分

○キャロブ生地（14cm×17cmのバット）

- 米粉 …… 75g
- キャロブ粉 …… 5g
- ベーキングパウダー …… 小さじ½
- りんごジュース（果汁100%） …… 大さじ4と⅓
- メープルシロップ …… 20g
- 油 …… 大さじ1

○ムース生地

- りんご（皮をむいたもの） …… 80g
- 砂糖 …… 小さじ2
- 水 …… 小さじ2
- 洋なし（缶詰） …… 80g
- 水 …… ⅗カップ
- 棒寒天 …… 3.5g
- 豆乳（無調整） …… 100mℓ
- 砂糖 …… 大さじ2
- ココナッツパウダー …… 10g

- いちご …… 小4個
- ミントの葉 …… 適量

作り方

❶ キャロブ生地を作ります。ボウルに米粉、キャロブ粉、ベーキングパウダー、りんごジュース、メープルシロップを入れ、ゴムべらでしっかりと練り混ぜます。油を少しずつ加えながらさらに練り込みます。

❷ オーブンシートを敷いたバットに生地を平らに流し入れ、天板にのせ、170℃のオーブンで約10分焼きます。

❸ 粗熱が取れたらセルクル（円形の型）で4枚抜き、生地はセルクルからはずさず、そのままにしておきます。

❹ ムース生地を作ります。りんごは薄切りにし、耐熱容器に並べて分量の水と砂糖をかけ、ラップをします。電子レンジで約1分30秒加熱し、ラップをはずしてそのまま冷ましておきます。

❺ 棒寒天は水（分量外）につけてふやかし、しっかりと水けをしぼります。小さくちぎって鍋に入れ、分量の水を加えて火にかけ、しっかりと煮溶かし、寒天液を作ります。

❻ 別の鍋にココナッツパウダーと砂糖を入れ、豆乳を少しずつ加えながらダマにならないようにしっかりと混ぜ、火にかけます。ひと煮立ちしたら弱火にし、寒天液をザルなどでこしながら加えて混ぜます。

❼ 洋なしと❹を汁ごとフードプロセッサーにかけ、ボウルに取り出します。❻を加えながら混ぜ、少しとろみがつくくらいまで冷まし、キャロブ生地の入った型（セルクル）に流し入れ、ラップをして冷蔵庫で冷やし固めます。

❽ 固まったら、2個はムース生地が上になるように、2個はキャロブ生地が上になるように型から抜きます。皿に盛り、小さく切ったいちごとミントをリースに見立てて飾ります。

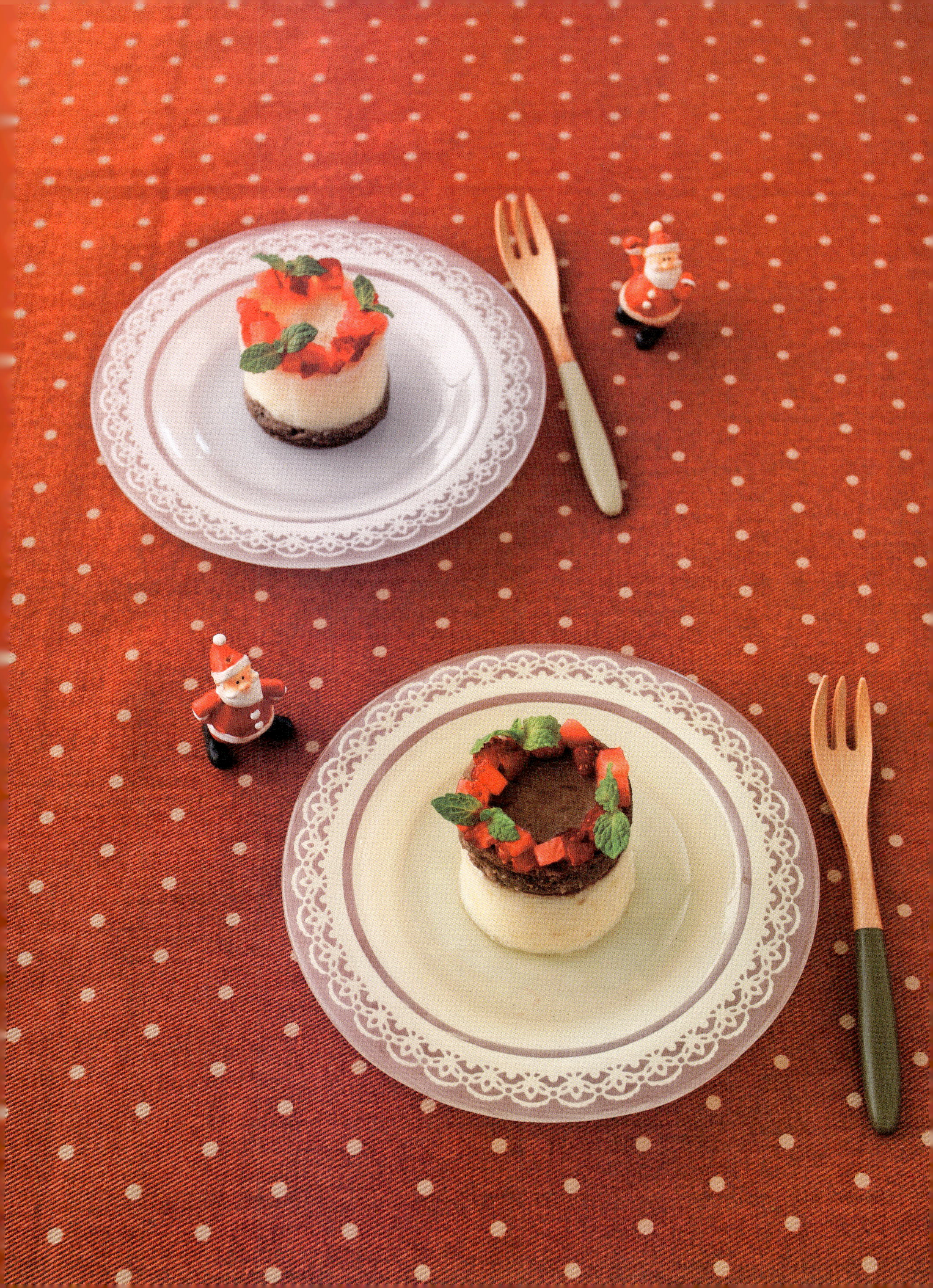

デコレーションケーキ

好きなフルーツをたっぷりのせて、スポンジケーキの部分は
豆乳をベースにしたしっとりした食感のケーキに仕上げます。

材料　15×9×4.5cmの型1個分

A	米粉	100g
	ベーキングパウダー	小さじ1
	油	40g
	砂糖	30g
	アーモンドパウダー	大さじ2
	豆乳（無調整）	100mℓ
	バニラエッセンス	少々
	豆乳ホイップ	50mℓ
	砂糖	大さじ½
	お好みのフルーツ	適量
	セルフィーユの葉	適量

作り方

❶ Aの材料をすべて混ぜ合わせ、型に流し入れます。170℃に熱したオーブンで20分焼きます。

❷ 豆乳ホイップを角《つの》が立つまで泡立て、砂糖を加えてさらに泡立てます。

❸ 焼き上がった❶を型から取り出し、生地の周りに❷の豆乳ホイップを塗り、お好みのフルーツとセルフィーユを飾ります。

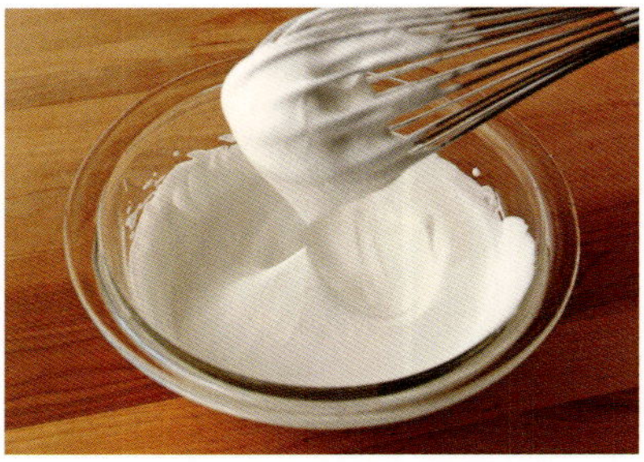

豆乳ホイップは普通のホイップと比べてとてもやわらかいので充分に泡立ててください。

column

スポンジ生地を早く作りたい！

誕生日、七夕、クリスマス……とケーキを飾って盛り上がる機会は多いと思います。手作りしたスポンジ生地のおいしさは格別ですが、「ケーキを早く仕上げたい！」という方には、みんなの食卓シリーズの米粉のパンケーキのメープル味を使って作ることもおすすめです。パンケーキにクリームを塗り、お好きな果物をはさむとおいしく仕上がります。もう1枚のパンケーキをお好みの型で抜き、オーブントースターで焼いて、こんがりと焼き色をつけるとケーキの飾り付けにぴったりです。

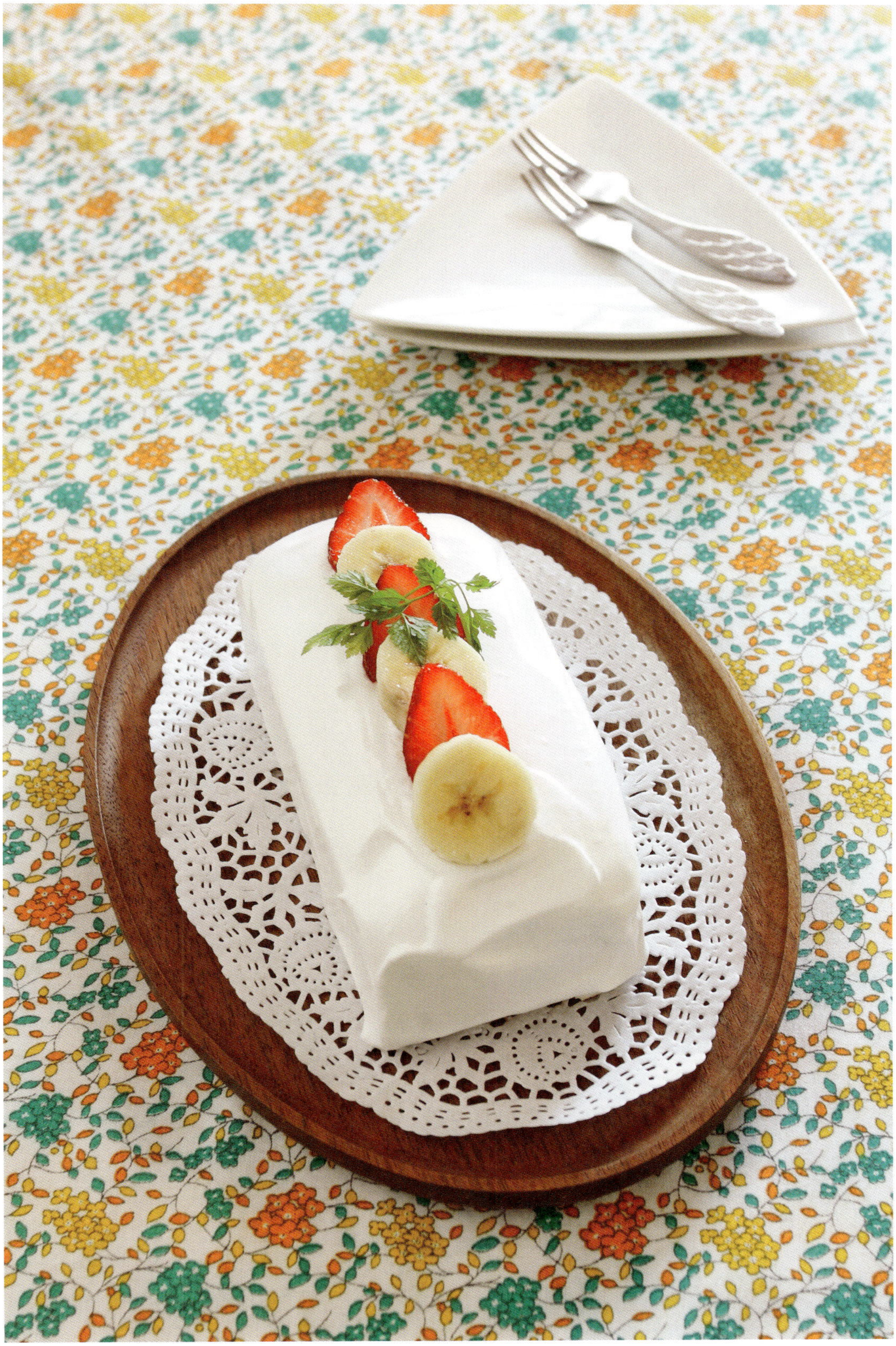

バナナスムージー

材料　2杯分

バナナ	1本
レモン汁	小さじ1
豆乳（無調整）	100㎖
はちみつ	10g
ミントの葉	適量

作り方

❶ バナナを輪切りにしてレモン汁を振りかけ、冷凍庫で30分以上冷やします（飾り用にバナナの輪切りを1枚取り分けて、冷蔵庫で冷やしておきます）。

❷ 取り分けたバナナとミントの葉以外の材料をすべてミキサーに入れ、攪拌します。

❸ ❷をコップに注いで、取り分けておいたバナナの輪切りとミントの葉を飾ります。

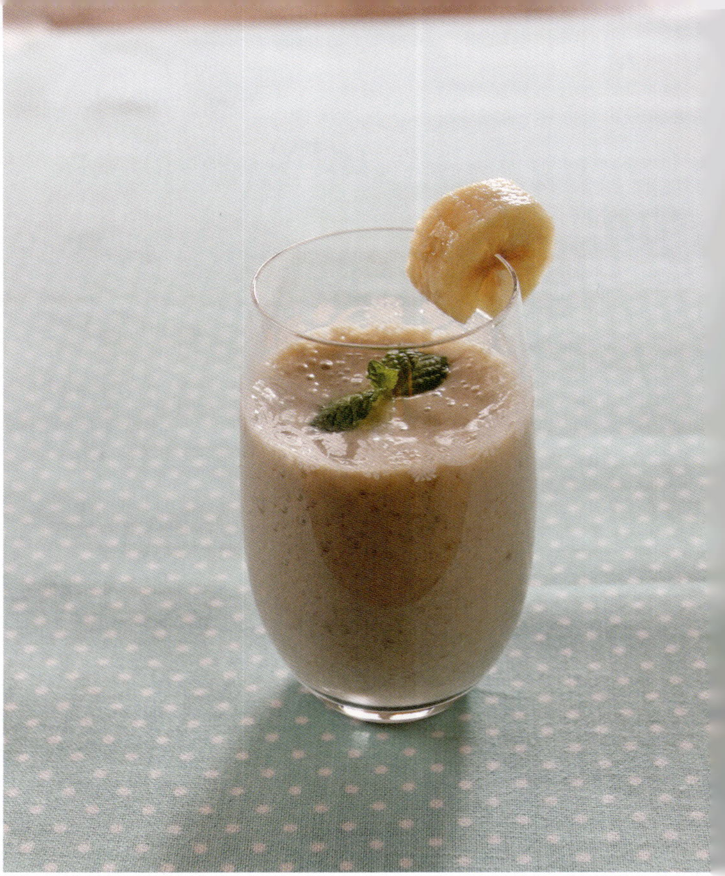

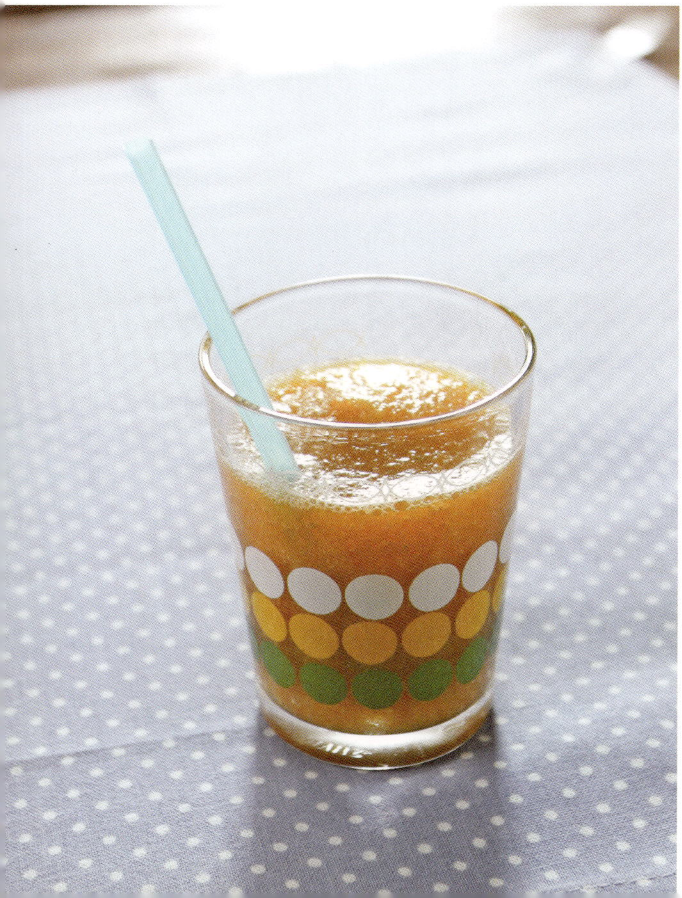

野菜と果物のジュース

材料　2杯分

黄桃（缶詰）	80g
にんじん	40g
オレンジ	½個
りんご	⅙個
キャベツ・レタス	各20g
砂糖	大さじ1強
水	⅖カップ
氷	80g

作り方

❶ にんじんはいちょう切りにし、熱湯でやわらかくゆでます。黄桃、オレンジ、りんごは適当な大きさに切ります。

❷ キャベツ、レタスも適当な大きさに切ります。

❸ すべての材料をミキサーにかけ、グラスに注ぎます。

人気のおかずが大集合

ボリューム満点！お肉料理

ジューシーなハンバーグや揚げたてコロッケを
食べるおいしさは格別。
食事やお弁当のメインになるおかずばかりです。

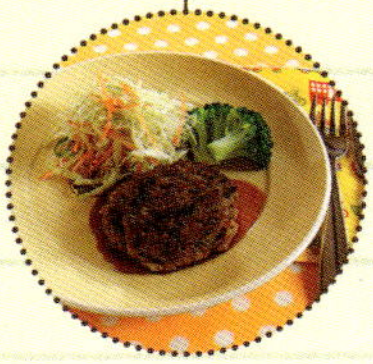
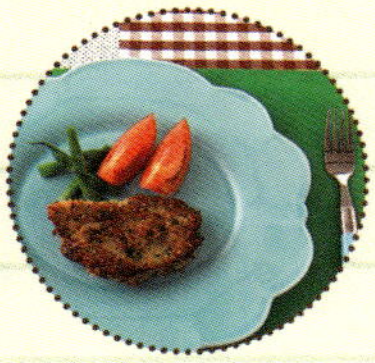
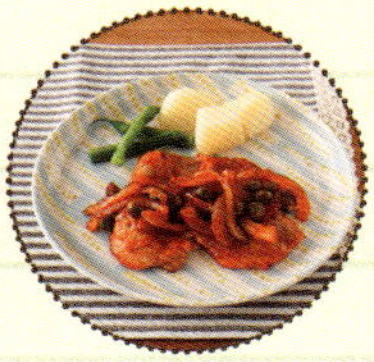

甘辛だれの
キャベツたっぷりハンバーグ

ふわっとジューシーなハンバーグを作るには、焼くときに何度も裏返さないことがポイント。
家族みんなが喜ぶ甘辛ソースで仕上げます。

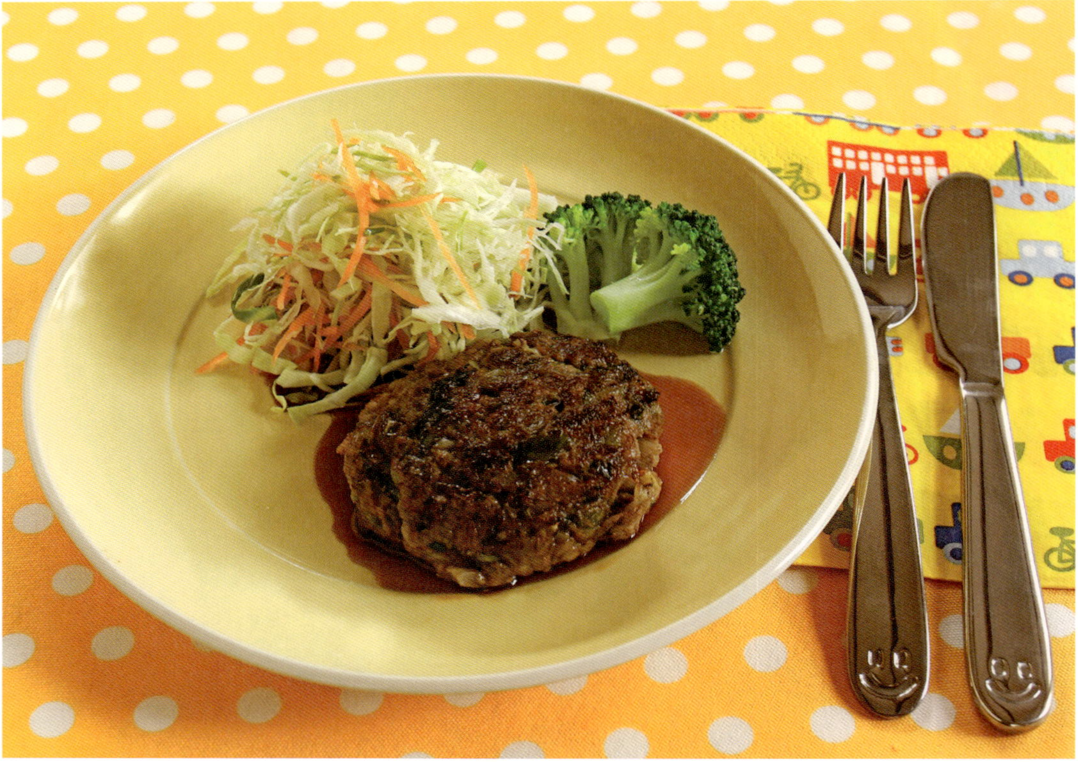

材料　2人分

合いびき肉	180g
玉ねぎ	¼個
キャベツ	2〜3枚
塩	小さじ⅙
こしょう	小さじ⅛
油	大さじ1
にんじん	⅓本
レタス	2枚
しょうゆ	大さじ1
水	大さじ1
砂糖	大さじ1

作り方

❶ 玉ねぎ、キャベツはみじん切りにし、耐熱皿に入れてラップをし、電子レンジで3分ほど加熱し、水けをしっかり取ります。
❷ ❶とひき肉を合わせよく練り込み、塩・こしょうを混ぜ合わせます。
❸ ❷を小判形にし、油で焼きます。
❹ にんじん、レタスは千切りにします。
❺ しょうゆ、水、砂糖を合わせ煮詰めます。
❻ 器に❸、❹を盛りつけ❺をかけます。

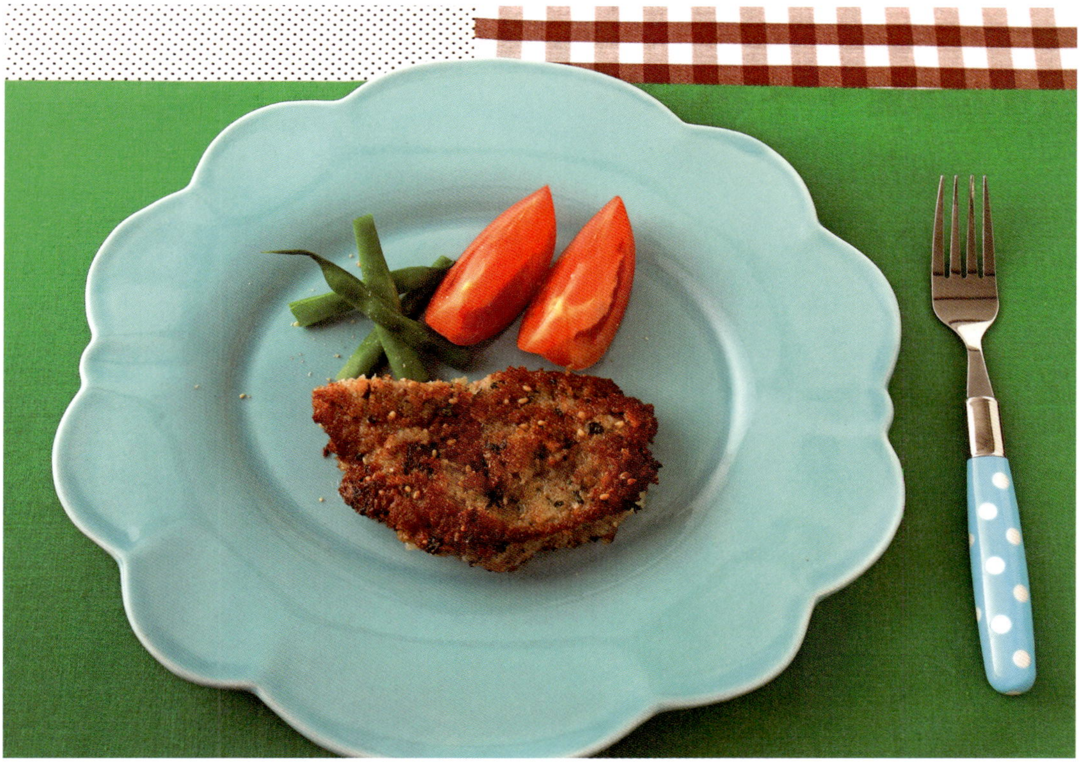

豚薄切り肉の
ミラノ風カツレツ

米粉パン粉をまぶして、少ない油で揚げ焼き風にします。
つけ合わせの野菜を彩り豊かにして、バランスのとれたひと皿に。

材料　2人分

豚薄切り肉	6枚
米粉パン粉	½カップ
にんにく	1かけ
パセリのみじん切り	大さじ½
白すりごま	大さじ½
片栗粉	適量
オリーブオイル	大さじ3
トマト	1個
さやいんげん	4本
塩	小さじ¼
こしょう	小さじ⅙

作り方

❶ 豚肉を3枚ずつ重ね、塩、こしょう（分量外）を振ります。
❷ 米粉パン粉、すりおろしたにんにく、パセリ、すりごま、塩、こしょうを混ぜ合わせます。
❸ ❶に片栗粉をまぶし、オリーブオイルを塗って❷をつけ、フライパンにオリーブオイル（フライパンに5㎜程度、分量外）を熱し両面を焼きます。
❹ トマトはくし形切りにし、さやいんげんはさっとゆで5㎝長さに切ります。
❺ 器に❸、❹を盛りつけ、野菜に塩、こしょう（分量外）を振ります。

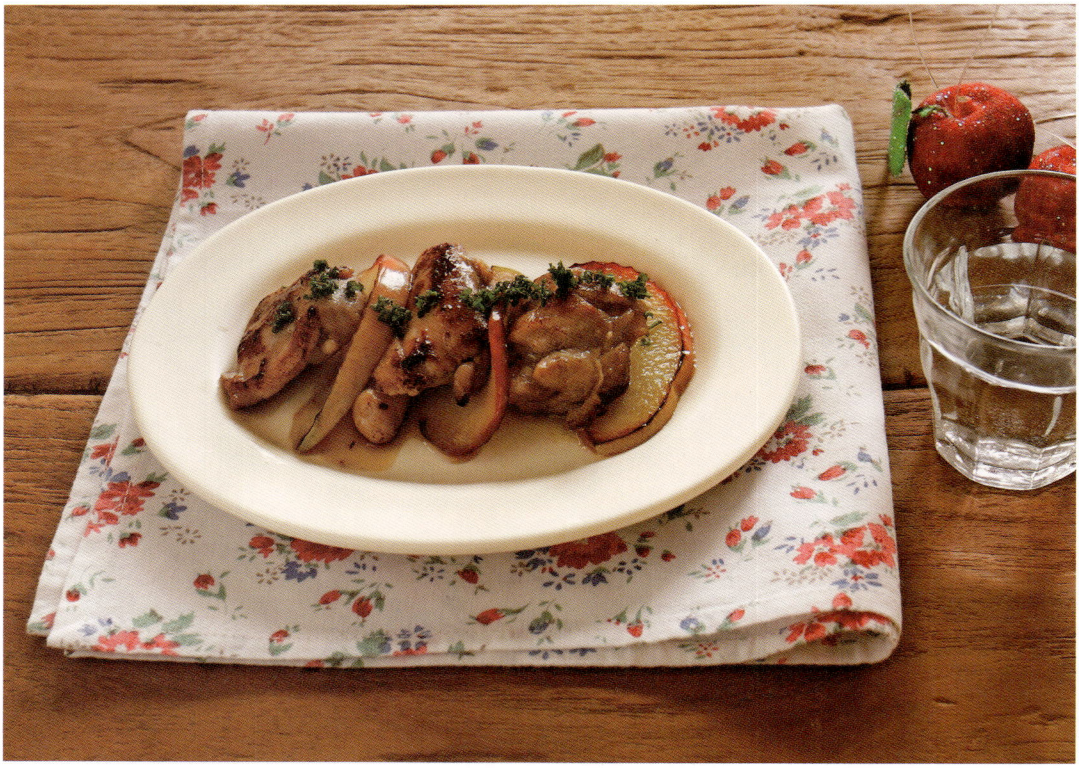

りんごとチキンのソテー

甘酸っぱいりんごとジューシーなチキンがよく合います。
最後にかけるメープルシロップの風味が食欲をそそります。

材料　2人分

りんご	½個
鶏もも肉	1枚
オリーブオイル	適量
メープルシロップ	大さじ1
塩	小さじ⅛
こしょう	小さじ⅛
パセリのみじん切り	適量

作り方

❶ りんごは芯を取り、皮つきのまま薄切りにします。
❷ 鶏肉は皮、余分な脂を取り除き、一口大に切り表面に塩、こしょうを振ります。
❸ オリーブオイル大さじ1を熱しりんごを炒めて取り出します。ここへオリーブオイル大さじ½をたし、❷を焼きます。
❹ りんごと鶏肉を交互に並べ、メープルシロップを回しかけ、パセリを散らします。

ささみのスティック揚げ

ささみは脂肪が少ないので、揚げ物にしてもヘルシー。
白ごまの程よい風味が効いています。

材料　２人分

鶏ささみ……４本
いり白ごま・黒ごま……大さじ３
パセリのみじん切り……大さじ１
塩、こしょう……各適量
片栗粉……適量
オリーブオイル……適量

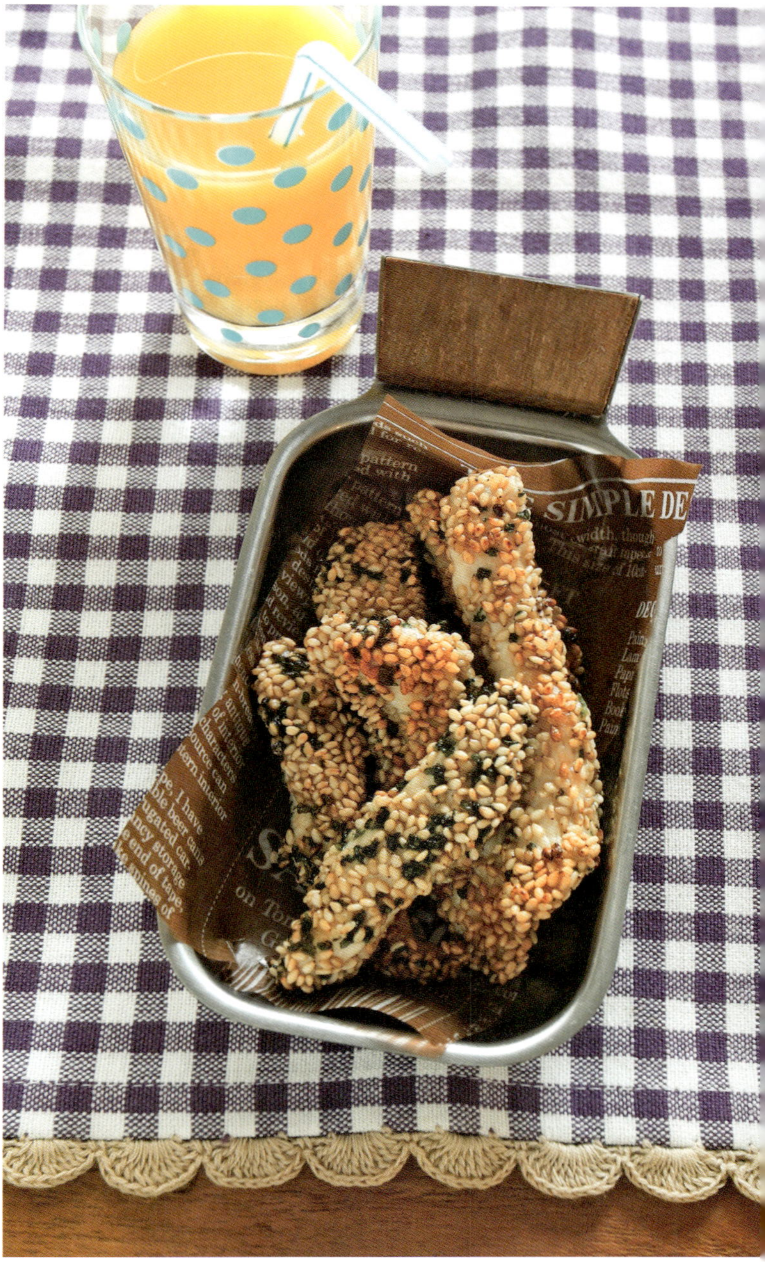

作り方

❶ ささみは筋を取り、斜め細切りにします。
❷ 白ごま、パセリ、塩、こしょうを混ぜ合わせます。
❸ ❶に片栗粉をまぶし、オリーブオイルを塗って、❷を付け、フライパンにオリーブオイルを多めに熱し、両面を返しながら焼きます。

ミートボールの豆乳＆豆腐ソースがけ

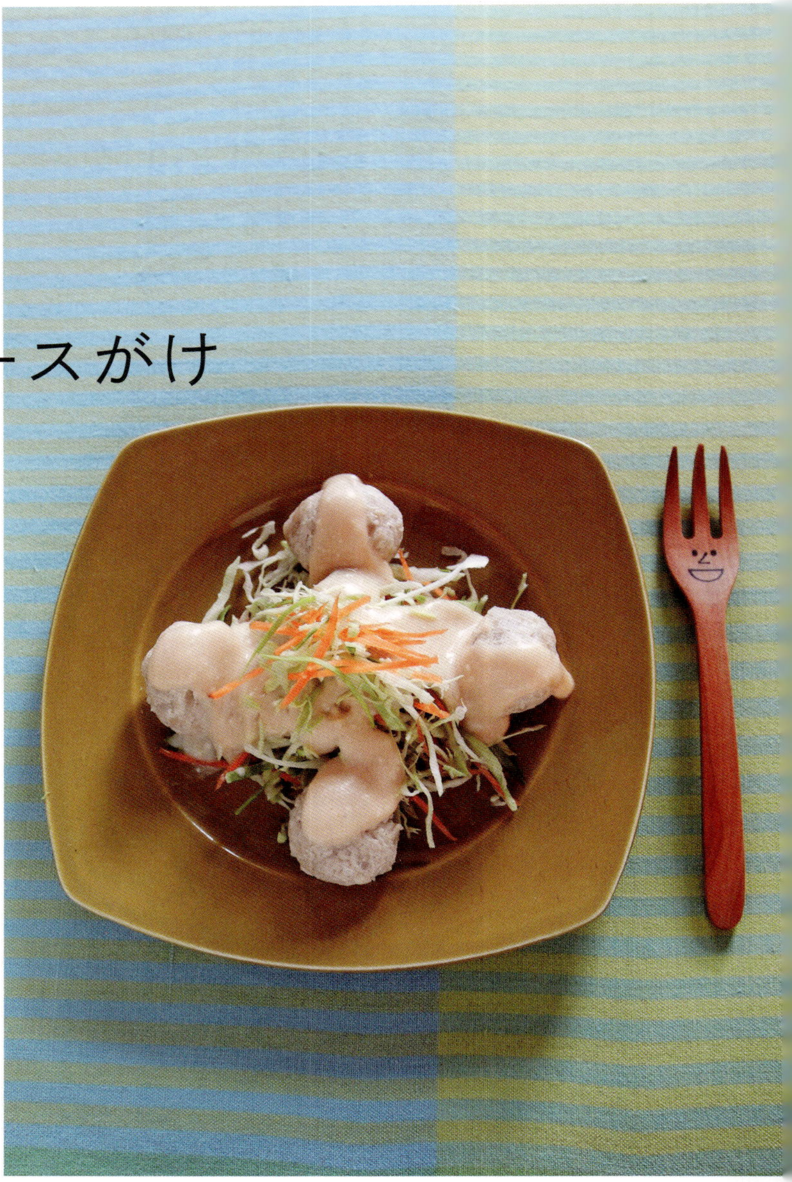

豆腐と白みそを合わせた
ヘルシーなソースで肉料理も
ちょうどいいバランスに。
ミートボールのタネ作りは
しっかり混ぜ合わせることが
重要です。

材料　2人分

鶏ひき肉	150g
片栗粉	適量
玉ねぎ	⅛個
塩	小さじ⅙
こしょう	小さじ⅛
絹ごし豆腐	¼丁
白みそ	小さじ2
豆乳（無調整）	100㎖
しょうゆ	小さじ1
キャベツ	1枚
にんじん	¼本

作り方

❶ 玉ねぎはみじん切りにし、鶏ひき肉、片栗粉大さじ1、塩、こしょうと混ぜ合わせ、よく練って丸め、ゆでます。

❷ 絹ごし豆腐の水けをしっかり取り、白みそとともに泡立て器などで混ぜ合わせ豆乳、しょうゆを加えます。

❸ ❷を火にかけ、片栗粉少々を加え、とろみをつけます。

❹ キャベツ、にんじんは千切りにし、混ぜ合わせて器に盛りつけます。

❺ ❹に❶をのせ、❸をかけます。

野菜とひき肉のコロッケ

揚げずにトースターで簡単にできる定番料理。
細かく切った野菜の味わいがたっぷりつまっています。

材料　２人分

かぼちゃ……120g
にんじん……50g
玉ねぎ……⅛個
合いびき肉……150g
塩、こしょう……各適量
片栗粉……適量
コーングリッツ……適量
油……適量

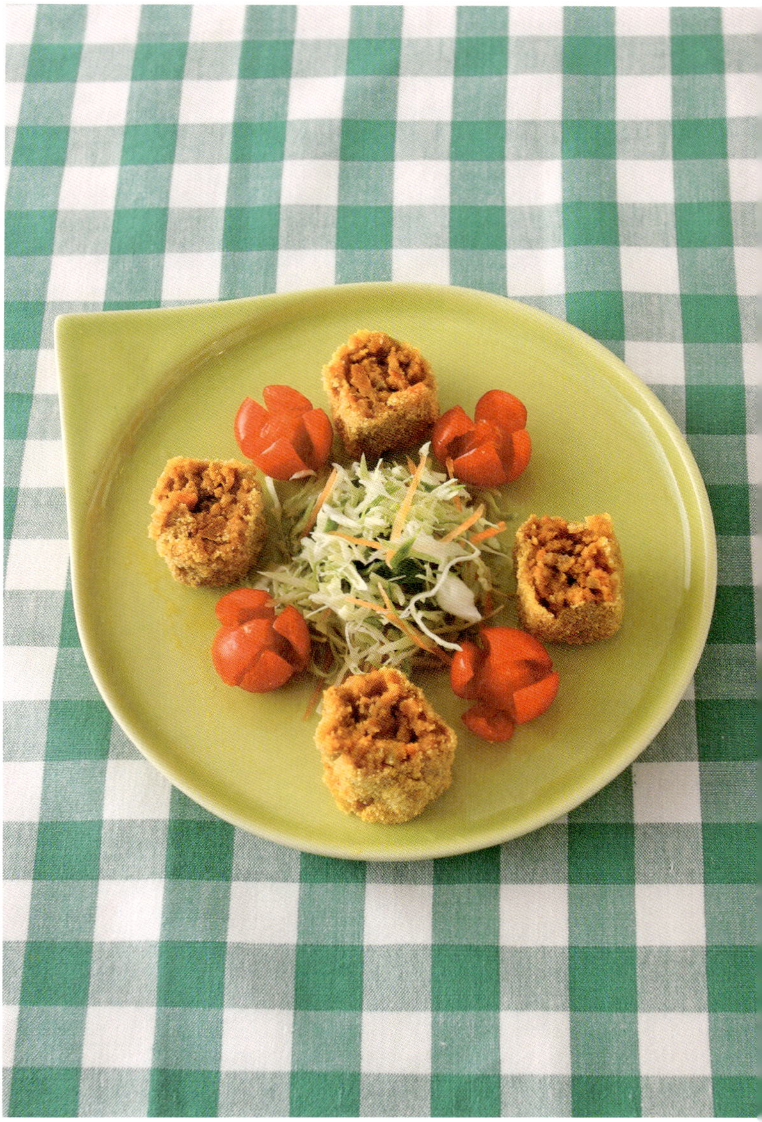

作り方

❶ かぼちゃ、にんじん、玉ねぎは皮をむいて小さく切り、ゆでて、つぶします。
❷ ❶、合いびき肉を合わせ、塩、こしょうを加えよく混ぜ合わせます。
❸ ❷を俵形に形作って、片栗粉をまぶし、油を塗りコーングリッツをつけてバットに並べます。トースターで途中返しながら５分ほど焼きます。

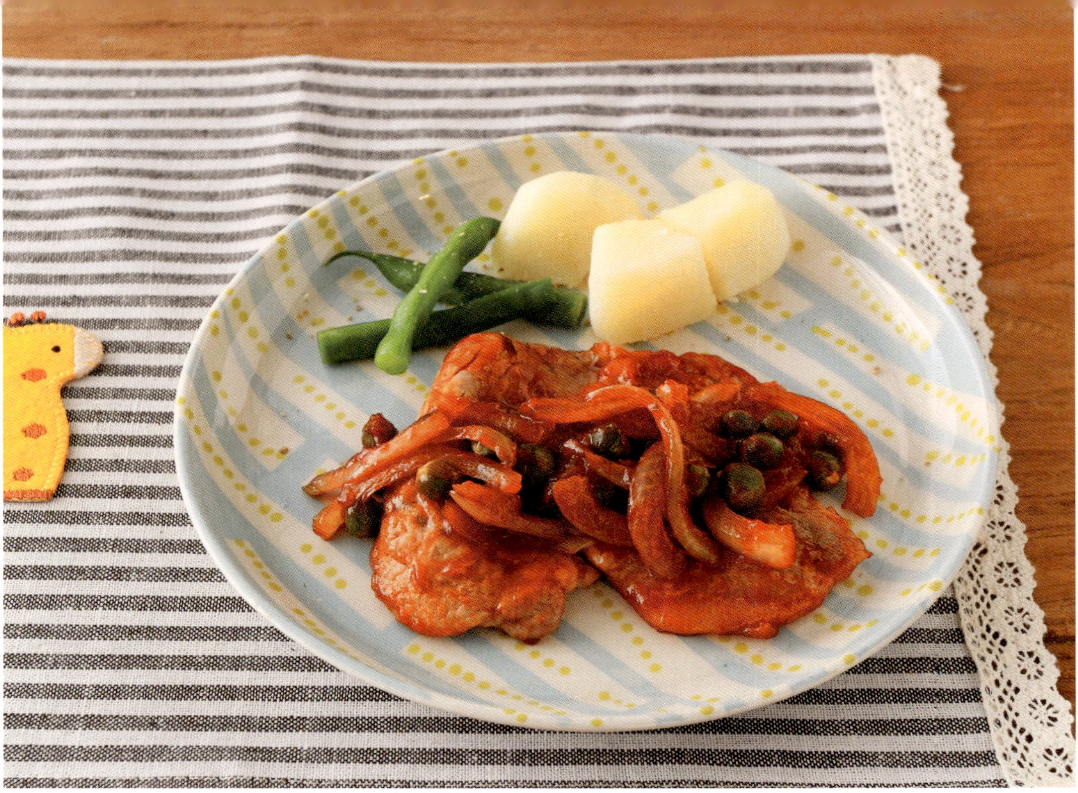

ポークケチャップ

豚肉と野菜にかかるケチャップの甘さが懐かしい、
子供も大人もご飯をおかわりしたくなる味です。

材料　２人分

豚肩ロース肉（しょうが焼き用）	２枚
塩、こしょう	各適量
油	適量
玉ねぎ	大½個
グリーンピース	10g
トマトケチャップ	大さじ2と⅔
しょうゆ	小さじ⅔

○粉ふきいも

じゃがいも	小１個
塩	適量

作り方

❶ 玉ねぎはスライスします。グリーンピースは、熱湯でサッとゆでます。豚肉は両面に塩、こしょうを振って下味をつけます。

❷ じゃがいもは食べやすい大きさに切り、水からやわらかくなるまでゆでます。ゆで上がったら、ふたで押さえながら湯を捨て、塩を振って火にかけながら鍋をゆすり、粉ふきいもにします。

❸ フライパンに油小さじ½を熱し、豚肉を焼きます。裏返して両面とも焼き、皿に盛ります。

❹ 同じフライパンに油を小さじ½たして玉ねぎを炒め、しんなりしたらトマトケチャップとしょうゆで味をつけ、グリーンピースを加えて仕上げます。

❺ ❹のソースを豚肉の上にかけ、粉ふきいもを添えます。

ワンプレートに具材がたくさん

定番にしたいご飯料理

バラエティー豊かなひと皿が大集合。
いろんな野菜などでアレンジして、
ぜひ我が家の味に仕上げて下さい。

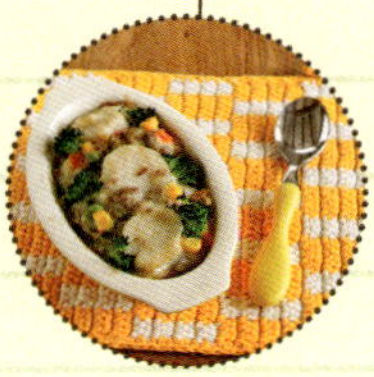
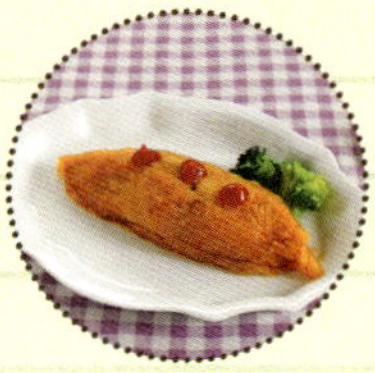
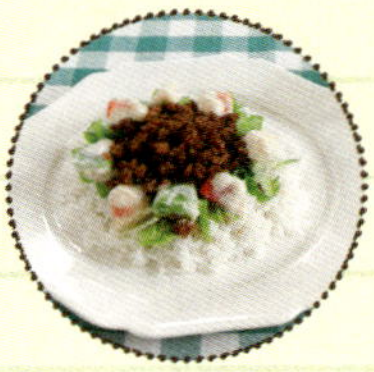

シーフードドリア

豆乳と米粉を使って、とろりとしたホワイトソースを作ります。
ケチャップご飯との相性もよく、苦手な野菜もこのひと皿に入れれば食べてもらえるでしょう。

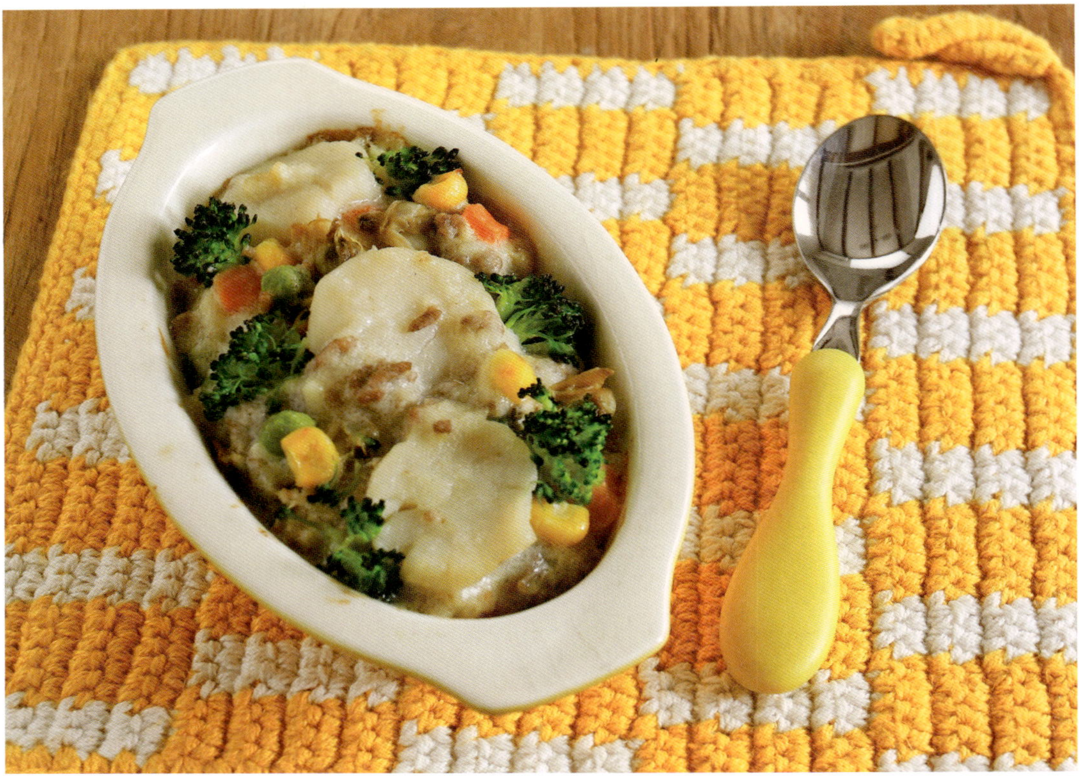

材料　２人分

帆立て貝	３個
あさりむき身	８粒
ミックスベジタブル	⅓カップ
ブロッコリー	½個
合いびき肉	100g
ご飯	1.5膳分
米粉	30g
豆乳（無調整）	150mℓ
コンソメの素（顆粒）	小さじ½
トマトケチャップ	大さじ１と½
塩	小さじ⅛弱
こしょう	小さじ⅛

作り方

❶ ブロッコリーは小さめに切り、塩ゆでにします。
❷ 鍋に帆立て、あさり、ミックスベジタブル、ひき肉、ブロッコリーを入れ、豆乳、コンソメの素を加え火にかけます。
❸ ❷に少しずつ米粉を加え、とろみがついたら塩、こしょうで味をととのえます。
❹ ご飯にトマトケチャップを混ぜ、耐熱皿にのせます。
❺ ❹に❸をかけ、トースターで６～７分ほど火を入れます。

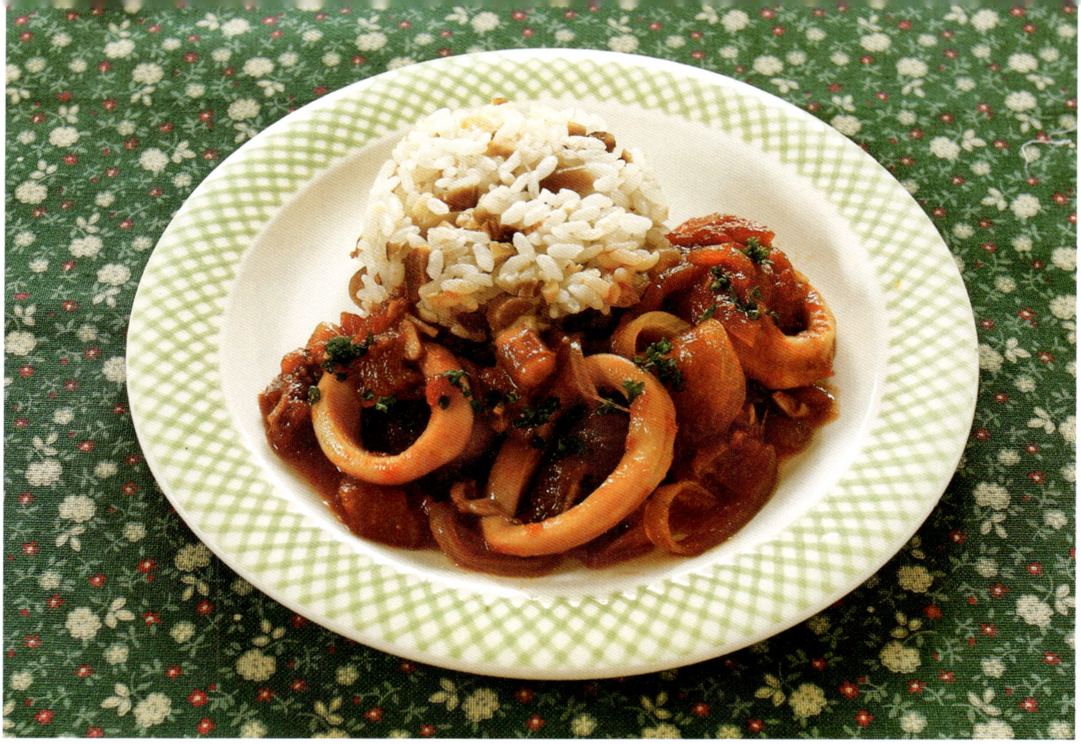

いかのデミソース ナッツご飯添え

いかと香ばしいナッツの組み合わせが最高。
デミソースをからめて食べましょう。

材料　２人分

いか	１杯
玉ねぎ	½個
にんにく	少々
オリーブオイル	大さじ１
トマトホール缶	½缶
豆乳（無調整）	60㎖
ローリエ	１枚
ウスターソース	大さじ１
しょうゆ	大さじ½
はちみつ	小さじ１
塩	小さじ⅙
こしょう	小さじ⅛
米	１合
ナッツ類（落花生以外）	40g
パセリのみじん切り	適量

作り方

❶ いかは軟骨、はらわたを取って下処理をし、胴は輪切りにし、げそは食べやすい大きさに切ります。玉ねぎは薄切りに、にんにくはみじん切りにします。
❷ オリーブオイルで玉ねぎ、にんにくを炒め、トマト缶、豆乳、ローリエを加えて煮込み、途中でいかを加え、火を入れます。
❸ ❷にウスターソース、しょうゆ、はちみつを加え塩、こしょうで味をととのえます。
❹ 米を洗い、炊飯器の目盛りの１合分の水を加え、粗いみじん切りにしたナッツを入れて炊きます。
❺ 器に❹を盛って❸をかけ、パセリのみじん切りを振ります。

豚肉リゾット

お肉と野菜の味がご飯によくしみ込んで、チーズを加えなくても
濃厚なリゾットが完成。アツアツのうちに召しあがってください。

材料　２人分

豚ひき肉	100g
玉ねぎ	¼個
にんじん	⅓本
さやいんげん	２本
しょうゆ	小さじ１
ご飯	１膳分
豆乳（無調整）	200㎖
コンソメの素（顆粒）	小さじ½
塩	小さじ⅛
こしょう	小さじ⅛
オリーブオイル	大さじ１

作り方

❶ 玉ねぎ、にんじんを薄切りにし、オリーブオイルで炒め、しんなりしたらひき肉を加え、さらに炒めます。

❷ ❶に1㎝幅に切ったさやいんげん、ご飯、豆乳、コンソメの素、しょうゆを加えて軽く煮込み、塩、こしょうで味をととのえます。

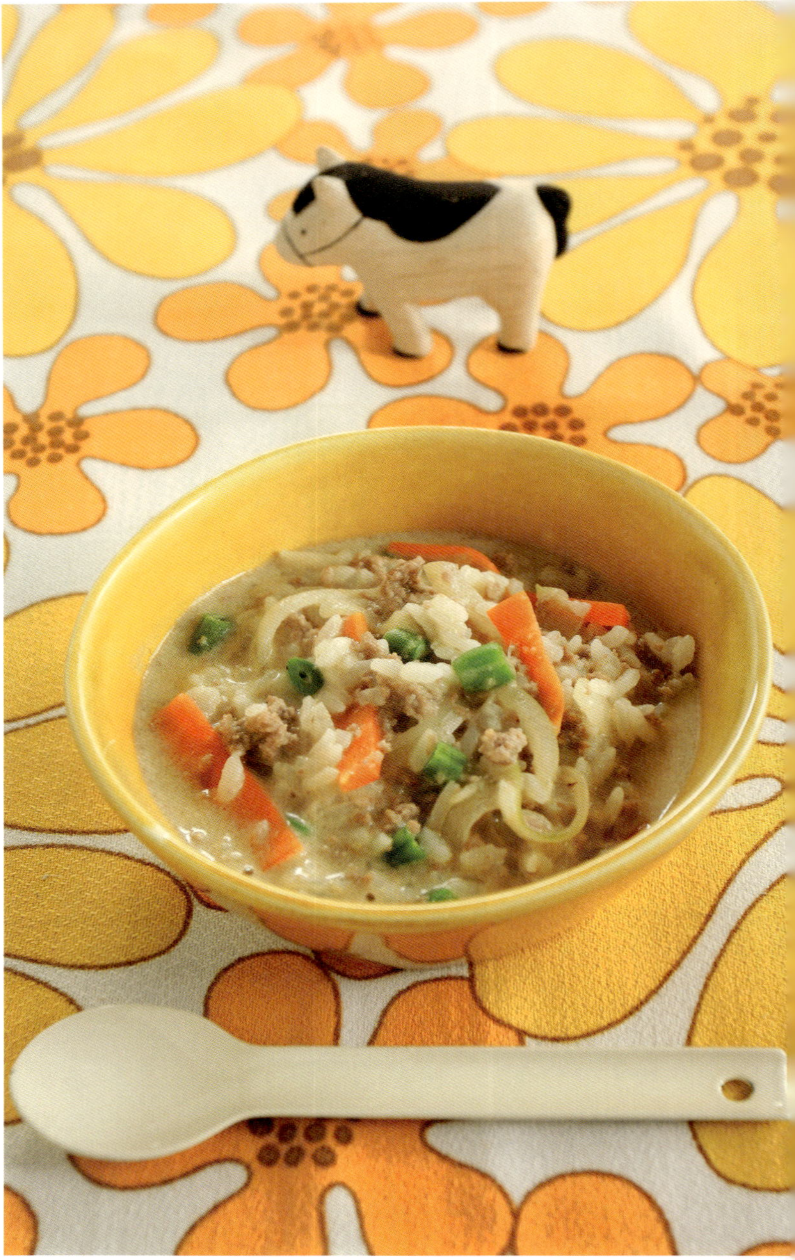

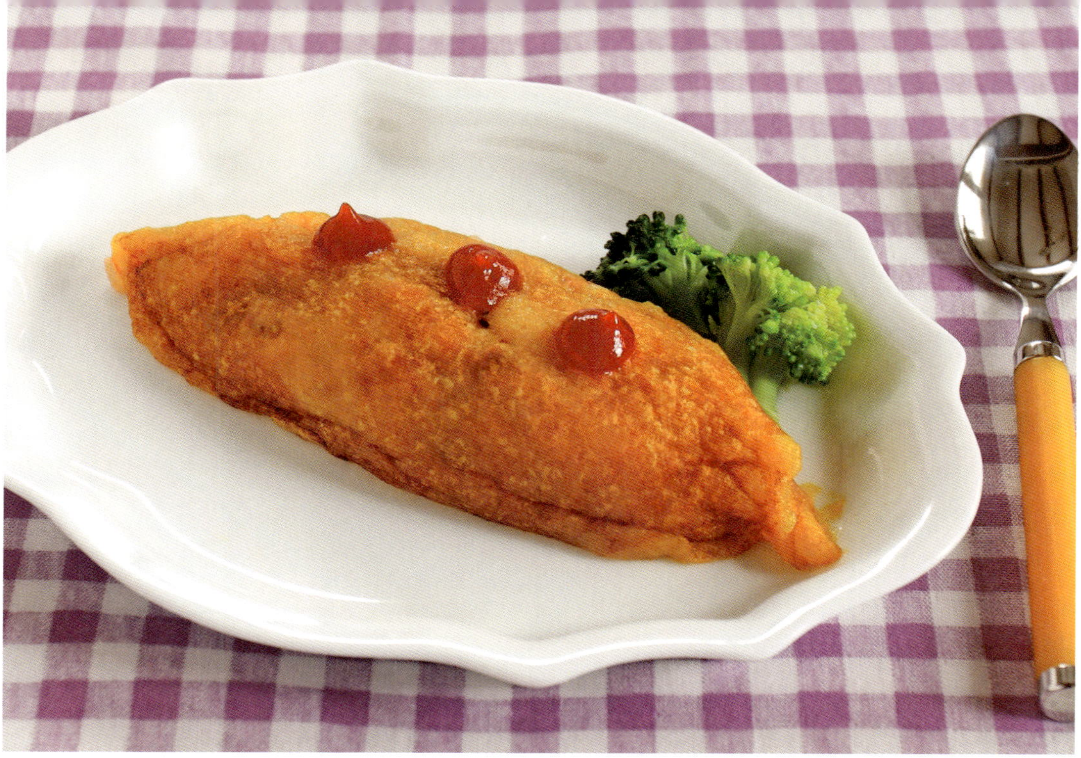

オムライス

子供から大人まで大好きなオムライスは、長いもとかぼちゃで卵もどきに仕上げました。
特別な日に作ってみんなで食べましょう。

材料　1人分

◯ケチャップライス

- ご飯……130g
- 豚ひき肉……20g
- 玉ねぎのみじん切り……20g
- トマトケチャップ……大さじ$\frac{2}{3}$
- 塩……適量
- 油……小さじ$\frac{1}{2}$

◯薄焼き卵もどき

- 長いも……45g
- かぼちゃ……20g
- 水溶き片栗粉
  - 片栗粉……小さじ$\frac{2}{3}$
  - 水……小さじ$\frac{1}{2}$弱
- 油……小さじ$\frac{1}{2}$

トマトケチャップ……大さじ$\frac{2}{3}$

作り方

1. フライパンに油を熱し、玉ねぎのみじん切り、豚ひき肉をよく炒めます。ご飯を加えて炒め、トマトケチャップ、塩で味つけをして、ケチャップライスを作ります。
2. かぼちゃは小さく切り、熱湯でゆでて裏ごしします。長いもはすりおろします。
3. かぼちゃにすりおろした長いもの半量を加えてよく混ぜてから、残りの長いもと水溶き片栗粉を加えてしっかり混ぜます。
4. フライパンに油を熱し、❸を流し入れ、薄くのばして弱火で焼きます。
5. 焼き上がったらケチャップライスを真ん中に置き、両側から包むようにしてまとめます。
6. フライパンから逆さに返すようにして器に盛り、オーブンシートで形を整え、トマトケチャップをかけます。

ツナとアスパラガスの混ぜご飯

忙しい朝に、早くておいしい一品です。子供が喜ぶツナとコーンに、
昆布茶を加えるのがおいしさのワザ。

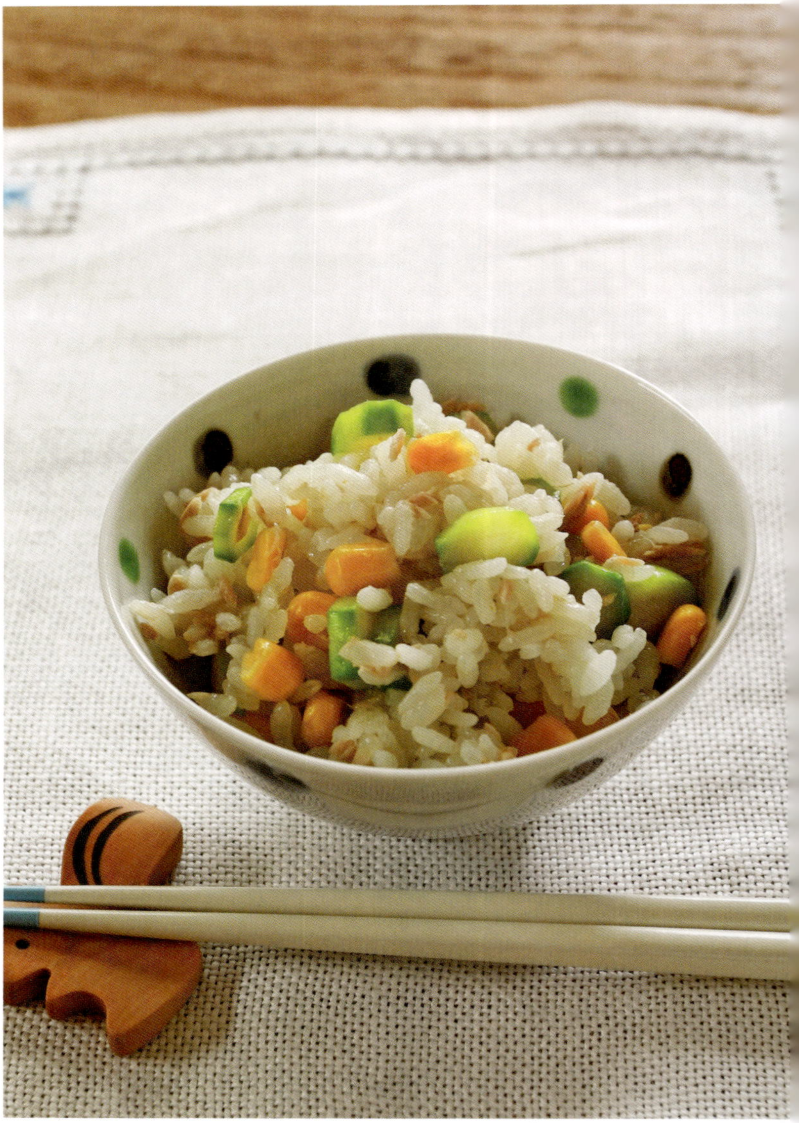

材料　2人分

ツナ缶……1缶
グリーンアスパラガス……2本
コーン（水煮）……大さじ3
昆布茶……小さじ½
ご飯……2膳分

作り方

❶ ツナ缶は水けをしっかりと取り除きます。アスパラガスは5㎜幅に切り、塩ゆでします。
❷ ご飯に❶、コーン、昆布茶を加え、さっくりと混ぜ合わせます。

column

炊き上がったご飯に混ぜるだけ

彩りのいい混ぜご飯は時間のないお昼やお弁当にもぴったりです。カルシウムの多いひじきや旬の食材を使った炊き込みご飯などもぜひ作ってみてください。

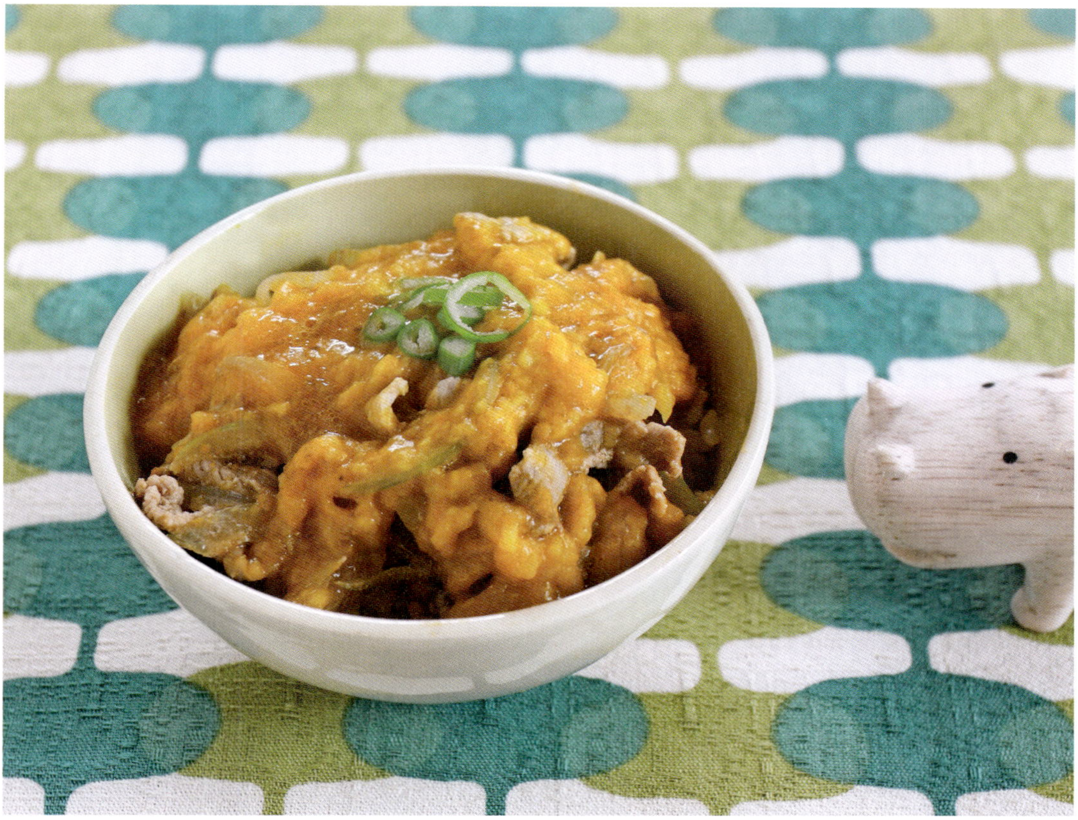

親子風どんぶり

鶏肉も卵も使っていない丼もどきです。みんなの分の親子丼を作る際は、
鶏肉や卵を煮た鍋と同じもので作らないように気をつけましょう。

材料　１人分

ご飯	170g
かぼちゃ	30g
長いも	80g
豚もも薄切り肉	40g
玉ねぎ	40g

○煮汁

だし	大さじ５
みりん	大さじ１
うす口しょうゆ	小さじ２と$\frac{2}{3}$
青ねぎ	3g

作り方

❶ かぼちゃは小さく切り、熱湯でゆでて裏ごしします。

❷ かぼちゃにすりおろした長いもを半量加えてしっかりと混ぜ、残りの長いもを加えてさらに混ぜます。

❸ 豚肉は一口大に切ります。鍋にだしを沸かして豚肉と薄切りにした玉ねぎを入れ、火が通ったらみりんとうす口しょうゆを加えて味付けをします。

❹ ❷を加えて、１分ほど火を通します。ご飯の上にのせ、青ねぎを散らします。

カレー風味のジャンバラヤ

ジャンバラヤとは、アメリカ風の炊き込みご飯です。
カレー粉を使って、香り高くスパイシーに仕上げます。

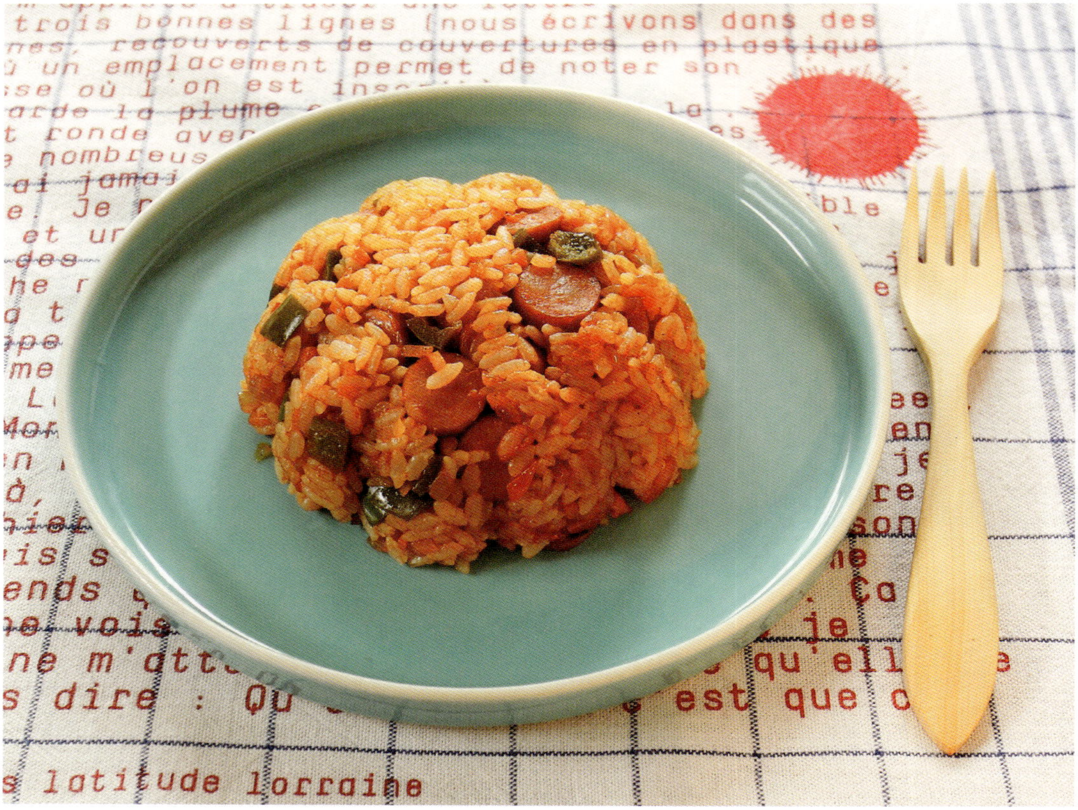

材料　2人分

ご飯	2膳分
みんなの食卓あらびきウインナー	4本
玉ねぎ	¼個
にんじん	4㎝
ピーマン	1個
トマト	½個
トマトケチャップ	大さじ2
酢	大さじ½
しょうゆ	小さじ1
カレー粉	小さじ½
油	大さじ1

作り方

❶ ウインナーは輪切りにします。玉ねぎ、にんじんはみじん切りにし、ピーマン、トマトは1㎝の角切りにします。

❷ トマトケチャップ、酢、しょうゆ、カレー粉を混ぜ合わせます。

❸ 油を熱し、ウインナー、玉ねぎ、にんじんを炒めます。

❹ ❸がしんなりしたらピーマン、トマト、ご飯を加えて軽く炒め、❷を加えて混ぜ合わせ、器に盛りつけます。

ハヤシライス

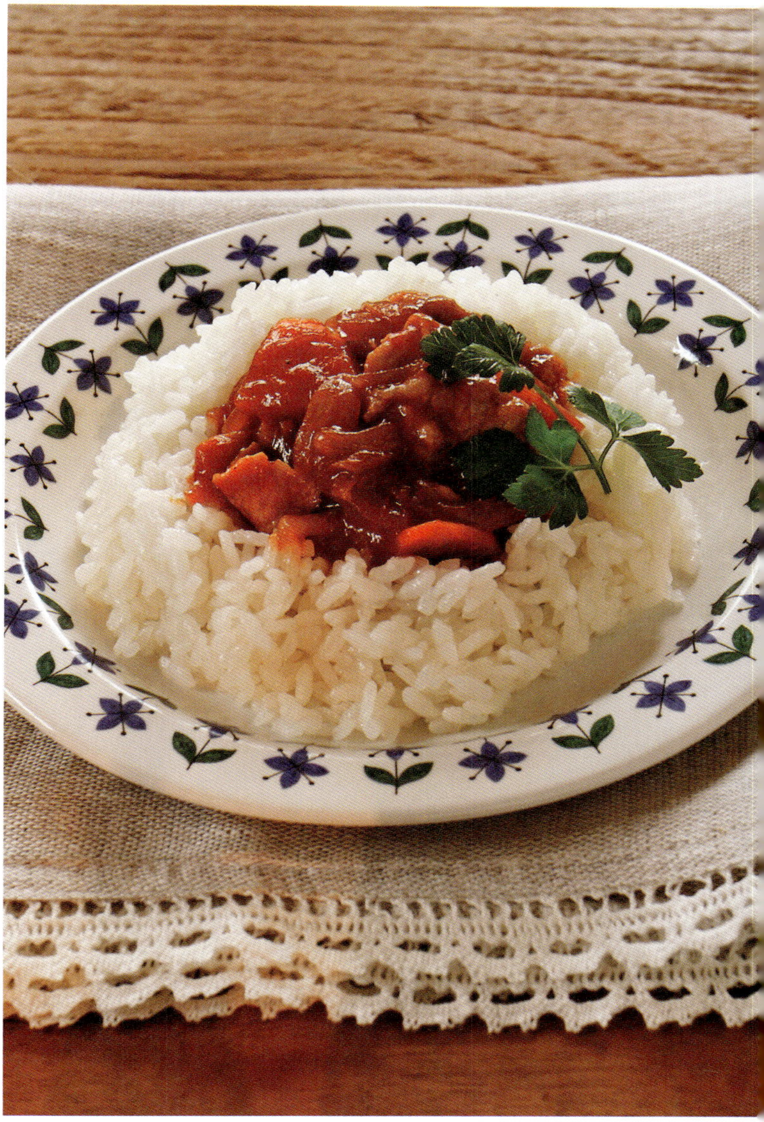

お肉は、脂の多いバラ肉などは
できるだけ避け赤身の部分を
使うようにしましょう。
野菜サラダをプラスするのも
いいでしょう。

材料　2人分

ご飯	300g
豚もも薄切り肉	100g
にんじん	⅕本
玉ねぎ	½個
マッシュルーム	3個
にんにく	½かけ
油	小さじ½
塩	小さじ⅛強
水	¾カップ
トマトジュース（食塩無添加）	120㎖
しょうゆ	小さじ2と½
砂糖	大さじ1
トマトケチャップ	大さじ⅖
はちみつ	小さじ⅓弱
米粉	大さじ1強
こしょう	少々

作り方

❶ 豚肉は一口大に切ります。にんじんはいちょう切りにし、にんにくはみじん切りにします。玉ねぎ、マッシュルームは薄切りにします。

❷ 米粉はフライパンでほんのり色づくまで弱火で5〜6分じっくりと炒めます。

❸ 鍋に油をひいてにんにくを炒め、香りが立ったらにんじん、玉ねぎを入れてさっと火を通します。豚肉、マッシュルームも加えて炒め合わせ、肉の色が少し変わったら塩を加えます。

❹ 豚肉に火が通ったら分量の水とトマトジュースを加え、野菜がやわらかくなるまでアクを取りながら煮込みます。

❺ しょうゆ、砂糖、トマトケチャップ、はちみつを加えて味付けし、米粉を入れてとろみをつけ、こしょうで味をととのえます。

❻ ご飯とともに器に盛りつけます。

タコライス

沖縄生まれのタコライス。ほかほかのご飯の上
にかけるだけで彩り豊かで食べごたえのある一品に。

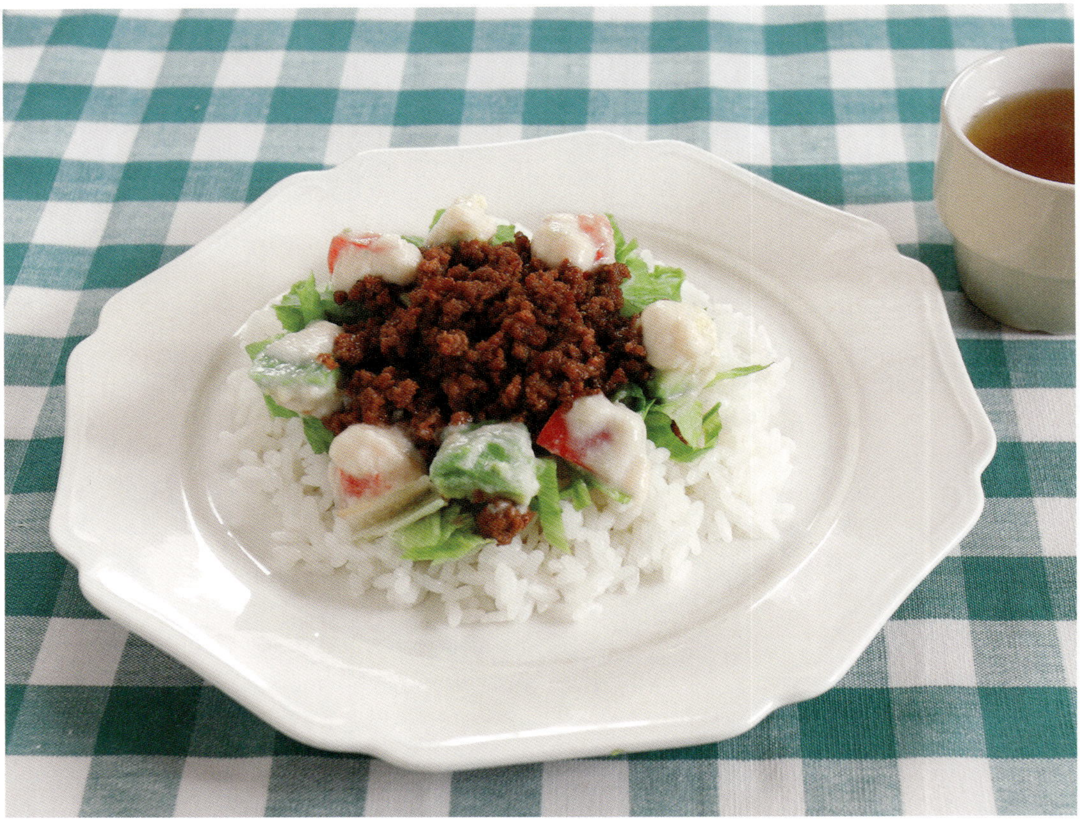

材料　２人分

合いびき肉	150g
アボカド	½個
トマト	１個
レタス	２～３枚
絹ごし豆腐	80g
白みそ	小さじ２
砂糖	小さじ１
トマトケチャップ	大さじ½
ウスターソース	大さじ½
ご飯	２膳分
油	適量

作り方

❶ 油で合いびき肉を炒め、トマトケチャップ、ウスターソースを加えて炒めます。
❷ アボカドは皮をむいて２cmの角切りにし、トマトも２cmの角切りにします。レタスは手でちぎります。
❸ 絹ごし豆腐、白みそ、砂糖を混ぜ合わせ、アボカド、トマトを和えます。
❹ ご飯を器に盛り、レタス、❸、❶をのせます。

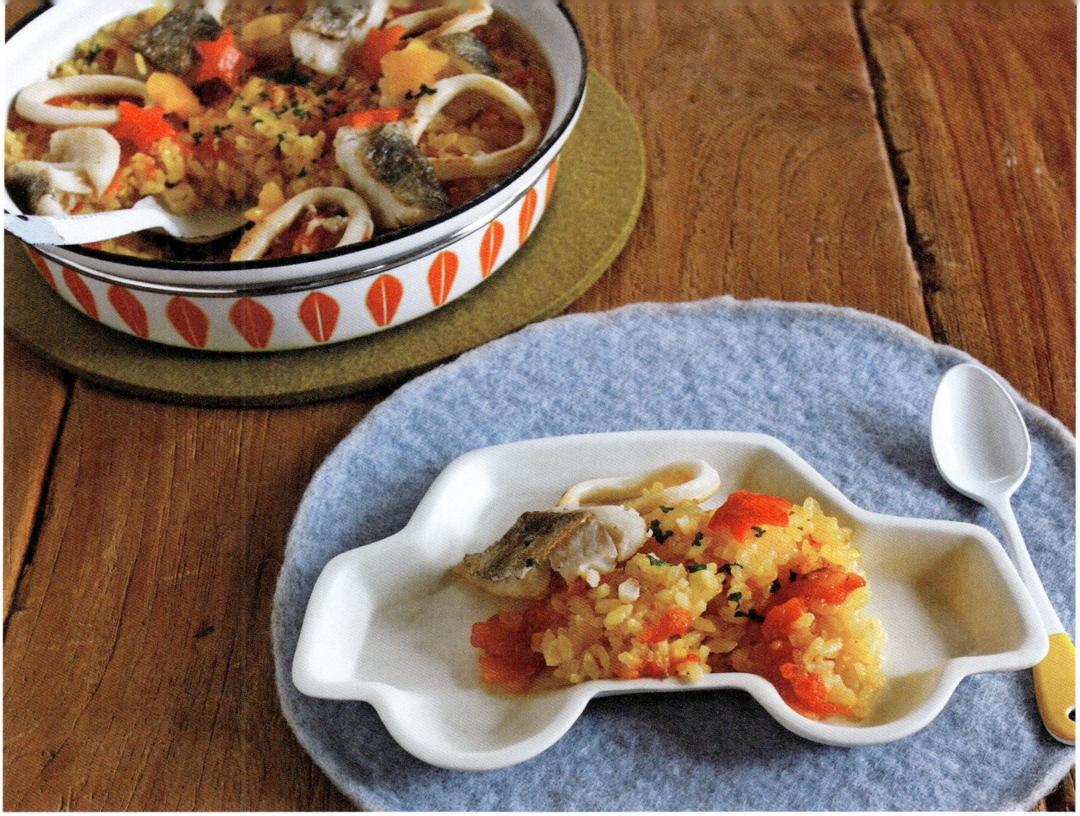

パエリア

パエリアはスペインの郷土料理で、パッと目をひく
華やかなひと皿です。新鮮な旬の魚介類を使って作りましょう。

材料　4人分

米……1.5カップ
たら（生）……2切れ
いか（胴）……⅓杯
玉ねぎ……½個
にんにく……⅕かけ
トマト……小1個
オリーブオイル……大さじ1
塩……小さじ⅓
こしょう……少々
○トッピング
　赤ピーマン（星形）……¼個
　黄ピーマン（星形）……¼個
だし……1と¾カップ
サフラン……0.2g
パセリのみじん切り……適量

作り方

❶ 玉ねぎとにんにくはみじん切りにします。トマトは湯むきし、皮を取り除いて、一口大に切ります。
❷ いかは、7㎜幅の輪切りにし、たらは一口大に切ります。フライパンにオリーブオイルの半量を熱し、いかとたらをさっと炒め、取り出します。
❸ フライパンに残りのオリーブオイルをひき、にんにくと玉ねぎを炒めます。にんにくの香りがたったら米を加えて炒め、さらにトマトを加えて炒めます。
❹ だしとサフランを加えて、塩、こしょうで味をととのえます。❷のいかとたらを並べてふたをし、汁けがなくなるまで13分ほど炊きます。星形に切った赤、黄ピーマンを散らして再びふたをし、10分ほど蒸らします。パセリのみじん切りを散らします。

フォーの豚骨ラーメン風

たっぷりの鶏がらスープに米粉の麺・フォーを
からめて召し上がってください！　しょうががさわやかな辛味を効かせます。

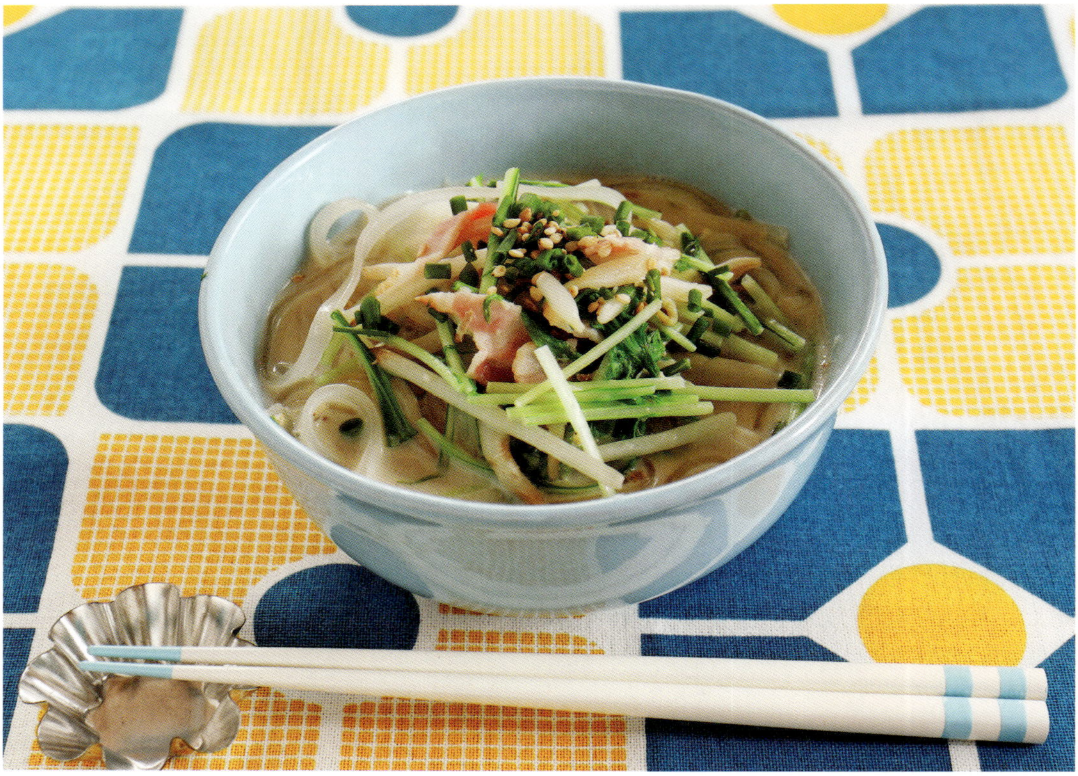

材料　２人分

フォー	80g
水菜	¼束
みんなの食卓ベーコン	２枚
もやし	⅓袋
しょうが	⅓かけ
みりん	小さじ２
鶏がらスープ	400㎖
しょうゆ	小さじ２
みそ	大さじ１
豆乳（無調整）	400㎖
小ねぎ	３本
白いりごま	小さじ１

作り方

❶ 鶏がらスープでフォーをかたゆでします。
❷ 水菜は３㎝幅に切り、ベーコンは２㎝幅、しょうがはすりおろします。
❸ ❶にベーコンを加え、みりん、しょうゆ、しょうが、みそ、豆乳を加えひと煮立ちさせます。
❹ ❸に水菜、もやしを加えてさっと火を入れ、器に盛りつけ小ねぎ、ごまを散らします。

旨みをぎゅっとつめこんだ

大満足の魚料理

栄養が豊富な魚はたくさん食べてほしい。
彩りをよくする野菜と組み合わせた
メニューを紹介します。

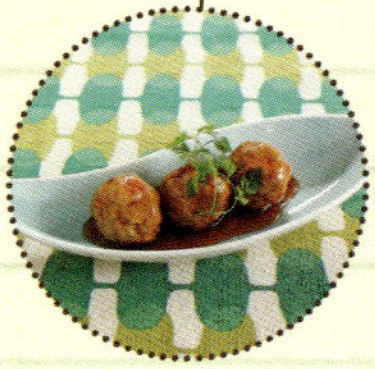

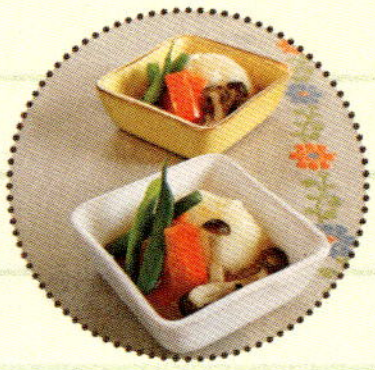

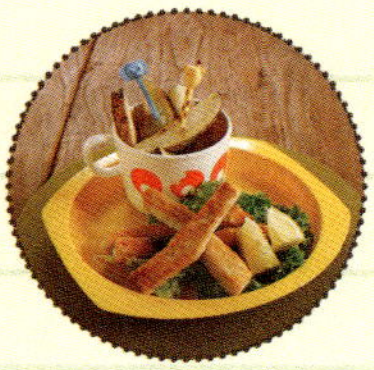

白身魚のあんかけ

やわらかい白身魚と一緒に野菜もたっぷり食べられます。
蒸し焼きで、旨み成分を閉じ込めてください。

材料　２人分

白身魚（たら、いさき、すずき等）……２切れ
ミニトマト……４個
黄パプリカ……⅓個
セロリ……¼本
にんじん……⅓本
コーン（水煮）……大さじ２
しょうがスライス……２枚
みりん……大さじ１
だし……300ml
しょうゆ……小さじ１と½
砂糖……小さじ１
◯水溶き片栗粉
　片栗粉……小さじ１
　水……小さじ２
油……小さじ２

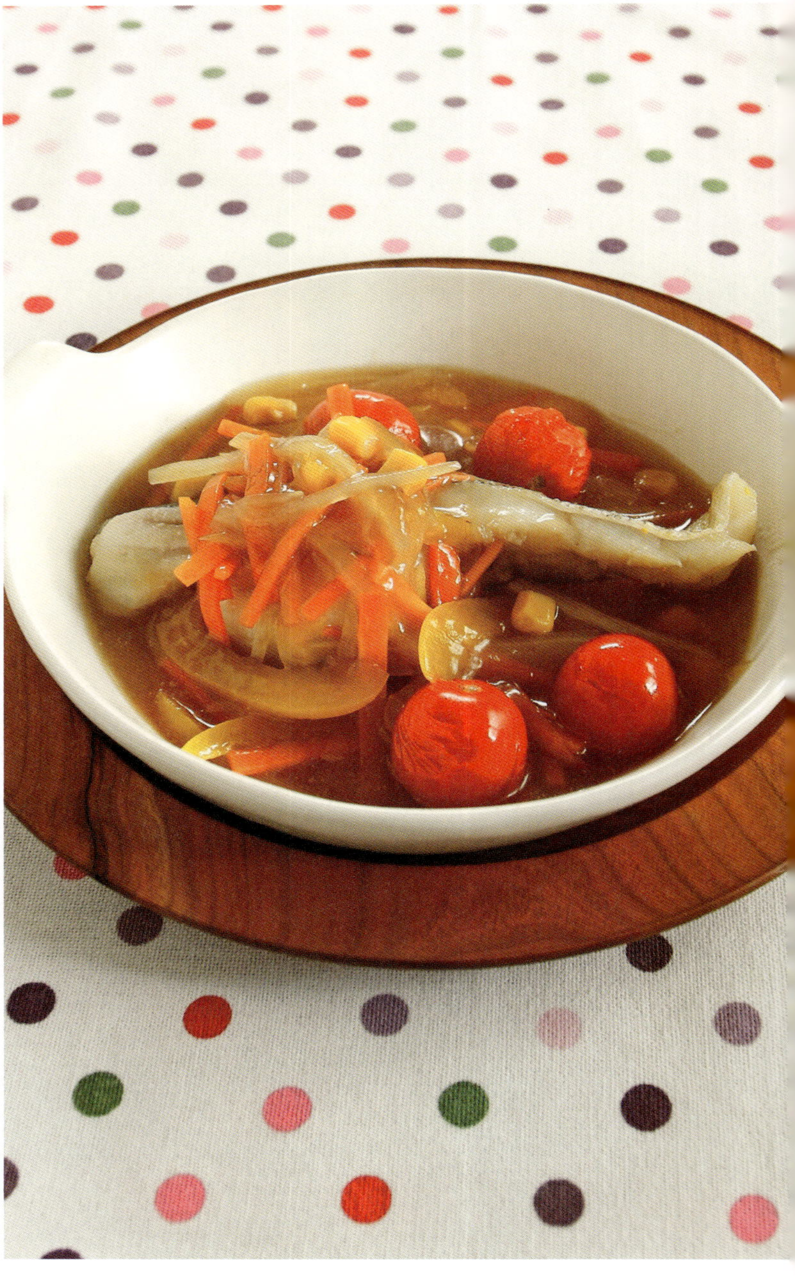

作り方

❶ ミニトマトはヘタを取り、パプリカ、セロリ、にんじん、しょうがは千切りにします。
❷ 鍋に油を熱しパプリカ、セロリ、にんじん、コーン、しょうがを炒め、みりん、だし、しょうゆ、砂糖を加え、沸騰したら白身魚を加え、ふたをして蒸し焼きにします。
❸ ❷にミニトマトを加えて火を入れ、水溶き片栗粉を加えて、とろみをつけます。

いわしの
つみれ

風味の強いいわしも、甘いたれの
かかったつみれにすれば
食欲をそそります。
お子さんも大喜びのひと皿です。

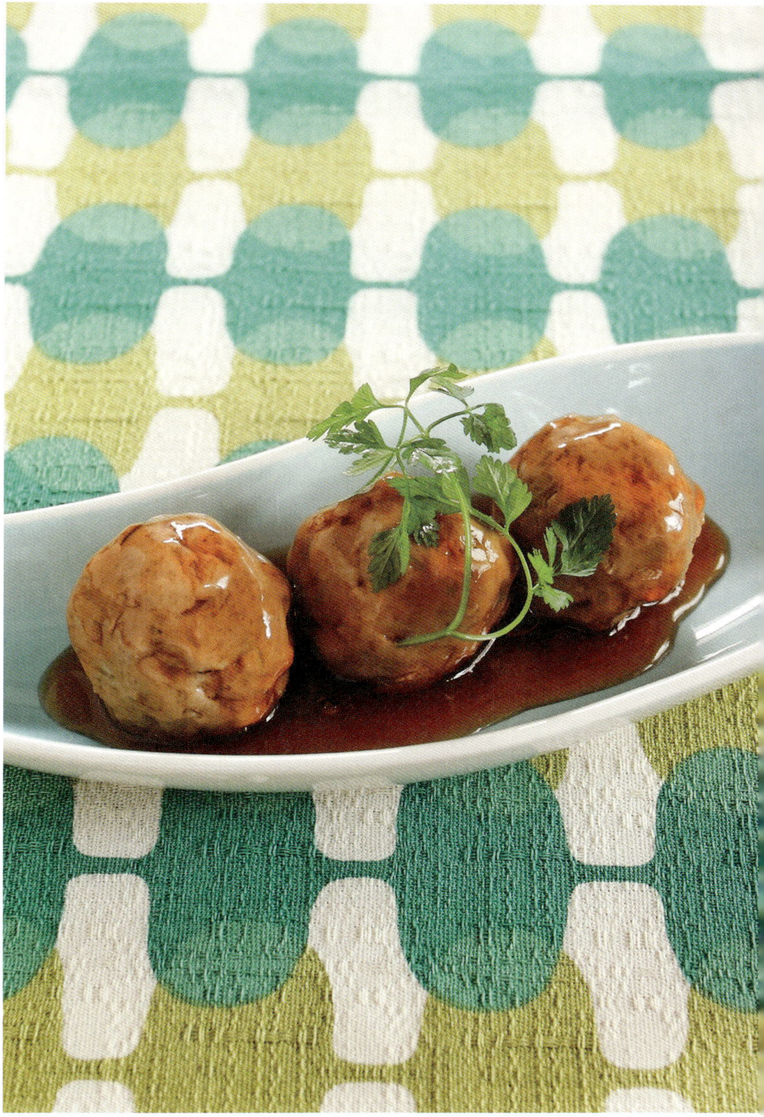

材料　2人分

いわし……6尾
片栗粉……大さじ1
塩……1g
酒……大さじ1
長ねぎ……5cm
○甘酢あん
　昆布だし……½カップ
　砂糖……大さじ½
　みりん……大さじ1
　しょうゆ……大さじ1と⅓
　酢……大さじ1
○水溶き片栗粉
　水……小さじ1と½
　片栗粉……小さじ1
油……小さじ1
セルフィーユ……適量

作り方

❶ いわしはうろこを取って頭を落とし、内臓を取り除いて水洗いし、水けをふき取ります。手開きにし、中骨、尾びれ、背びれを取り、適当な大きさに切ります。長ねぎはみじん切りにします。
❷ フードプロセッサーにいわし、片栗粉、塩を入れて攪拌します。長ねぎを加えて混ぜ合わせ、6等分にしてだんご状に丸めます。
❸ 熱湯に酒を入れていわしのつみれをゆで、浮いてきたら取り出します。
❹ フライパンに油を熱し、つみれを入れて強火でころがしながら焼き目をつけ、いったん取り出します。
❺ キッチンペーパーでフライパンの油をふき取り、昆布だし、砂糖、みりん、しょうゆ、酢を入れて火にかけます。
❻ 煮立ったらつみれをもどし、ひと煮立ちしたら水溶き片栗粉を加えてとろみをつけ、つみれにからめます。
❼ 器につみれを盛りつけてあんをかけ、セルフィーユを飾ります。

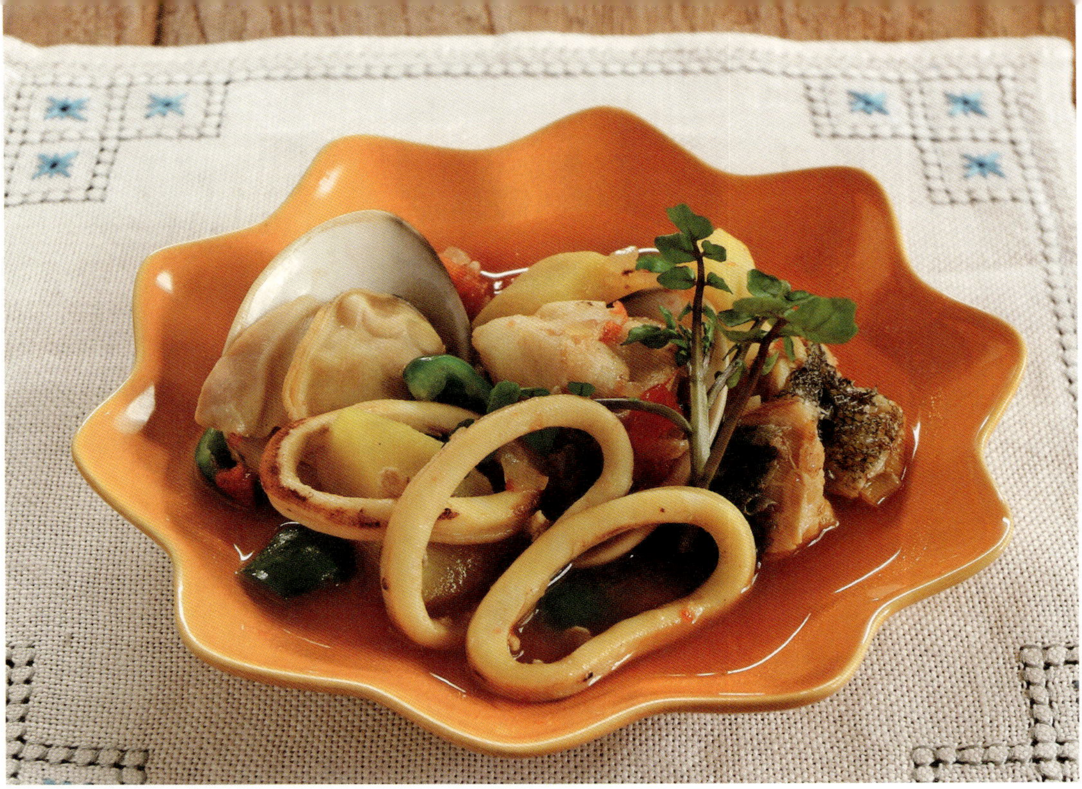

ブイヤベース

ブイヤベースは、地中海で生まれた魚介類の煮込みなべ。
からだを芯から温めてくれます。たらは生の新鮮なものを選んでください。

材料　2人分

たら（生）	2切れ
するめいか（胴）	⅔杯
はまぐり	2個
玉ねぎ	小¼個
じゃがいも	1個
ピーマン	½個
トマト	1個
パセリの茎	1本
ローリエ	1枚
昆布だし	2と½カップ
サフラン	少々
塩	小さじ⅓
こしょう	少々
オリーブオイル	大さじ1
ルッコラ	適量

作り方

1. たらは4等分に切り、するめいかは水洗いして1cm幅の輪切りにします。はまぐりは表面を洗っておきます。
2. 玉ねぎはみじん切りにし、じゃがいもは4等分にします。ピーマンはヘタと種を取って一口大に切り、トマトは半分に切ります。
3. 鍋にオリーブオイルを熱して玉ねぎを炒め、トマト、パセリの茎、ローリエを加えます。たら、するめいか、はまぐりを入れ、昆布だし、じゃがいもを加えて強火で煮立てます。アクを取って弱火にし、サフラン、塩、こしょうを加えて味をととのえ、仕上げにピーマンを入れて火を通します。
4. 器に盛りつけ、スープを注ぎ、ルッコラを添えます。

ひらめの道明寺蒸し

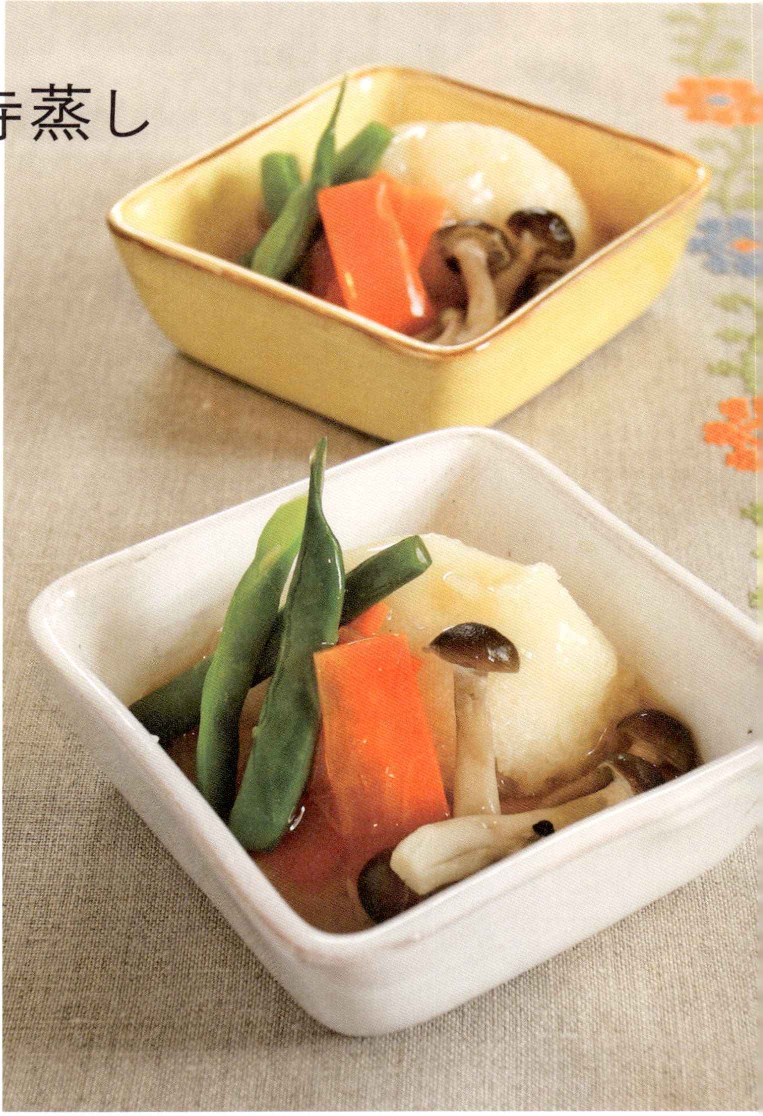

レンジで簡単にできる
道明寺粉を使った料理です。
ひらめはしっとりやわらかな食感に。

材料　1人分

ひらめ（上身）……60g
塩……少々
酒……小さじ½
しめじ……⅕パック
にんじん……10g
さやいんげん……2本
道明寺粉……大さじ1と½強
湯……大さじ1と⅓
大根……60g

○うすくずあん
- だし……大さじ5
- みりん……小さじ¼
- うす口しょうゆ……小さじ⅓
- 塩……少々

○水溶き片栗粉
- 片栗粉……小さじ⅔
- 水……大さじ½

おろししょうが……小さじ¼

作り方

❶ ひらめは2㎝角に切り、塩と酒で下味をつけます。しめじは根元を切り落とします。にんじんは短冊切りにし、さやいんげんは半分に切ります。

❷ 道明寺粉と分量の湯を容器に入れて混ぜ合わせ、ラップをかけてそのまま蒸らします。大根はすりおろし、ザルで軽く水けをきります。

❸ 蒸らした道明寺粉と大根おろしを混ぜ合わせます。ラップに広げ、ひらめをのせて包み込んでラップの口を閉めます。

❹ ラップごと耐熱性の器に入れ、電子レンジ（600W）で約2分加熱します。ラップをはずして器に盛り、しめじ、にんじん、さやいんげんを飾り、ラップをかけて電子レンジ（600W）で約1分加熱します。

❺ 鍋にだし、みりん、うす口しょうゆ、塩を合わせて火にかけ、煮立ったら水溶き片栗粉でとろみをつけてうすくずあんを作ります。

❻ 道明寺蒸しにうすくずあんをかけます。

フィッシュ＆チップス

イギリスを代表するファストフードです。本場のものには
多くの油が使われていますが、焼くだけにアレンジしてヘルシーに。

材料　１人分

めかじき	½切れ
じゃがいも	⅓個
塩	小さじ⅒
こしょう	少々
米粉	小さじ１弱
油	適量

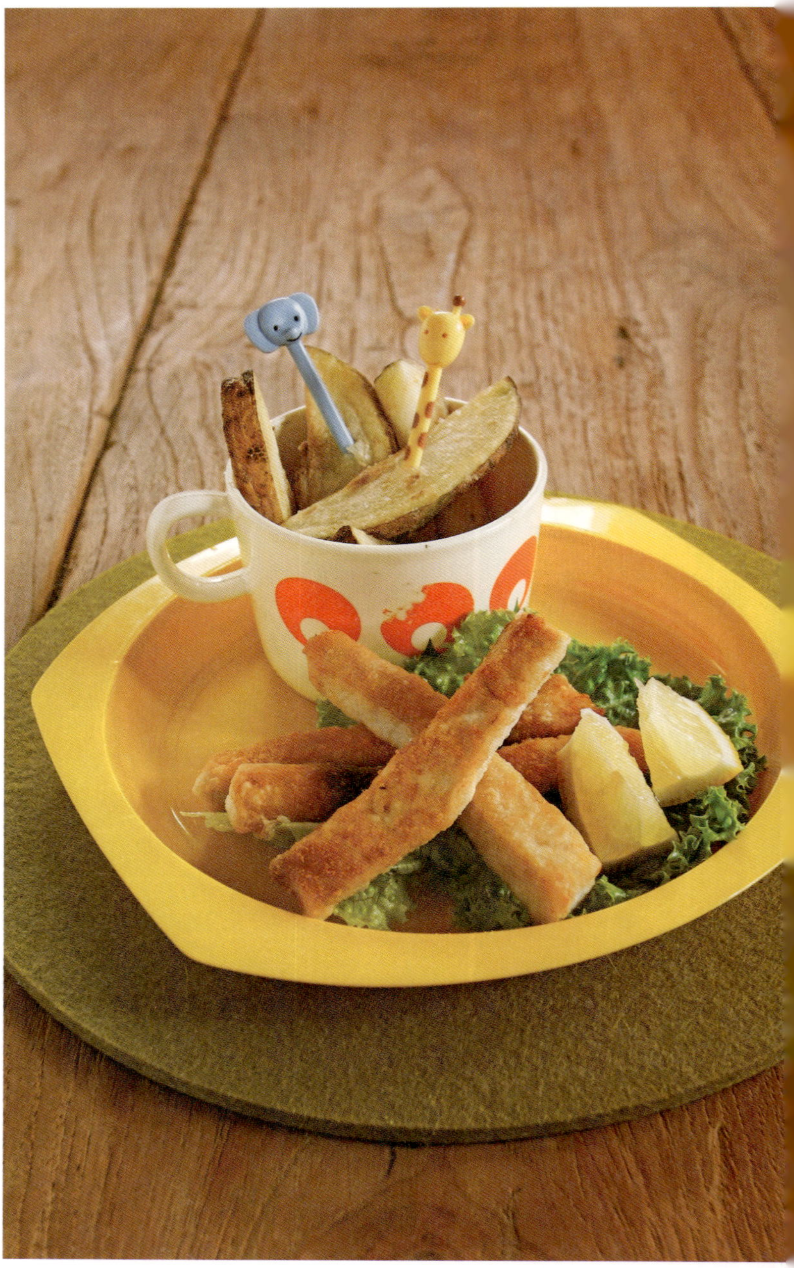

作り方

❶ じゃがいもはきれいに洗い、皮つきのままくし形切りにし、かためにゆでておきます。
❷ めかじきは食べやすい棒状に切り、余分な水分を取り、塩、こしょうで味を付けます。
❸ じゃがいもとめかじきに米粉をまぶし、油をひいたフライパンで焼き目がつくまで焼きます。
❹ 器に盛りつけ、お好みでレモンを添えます。

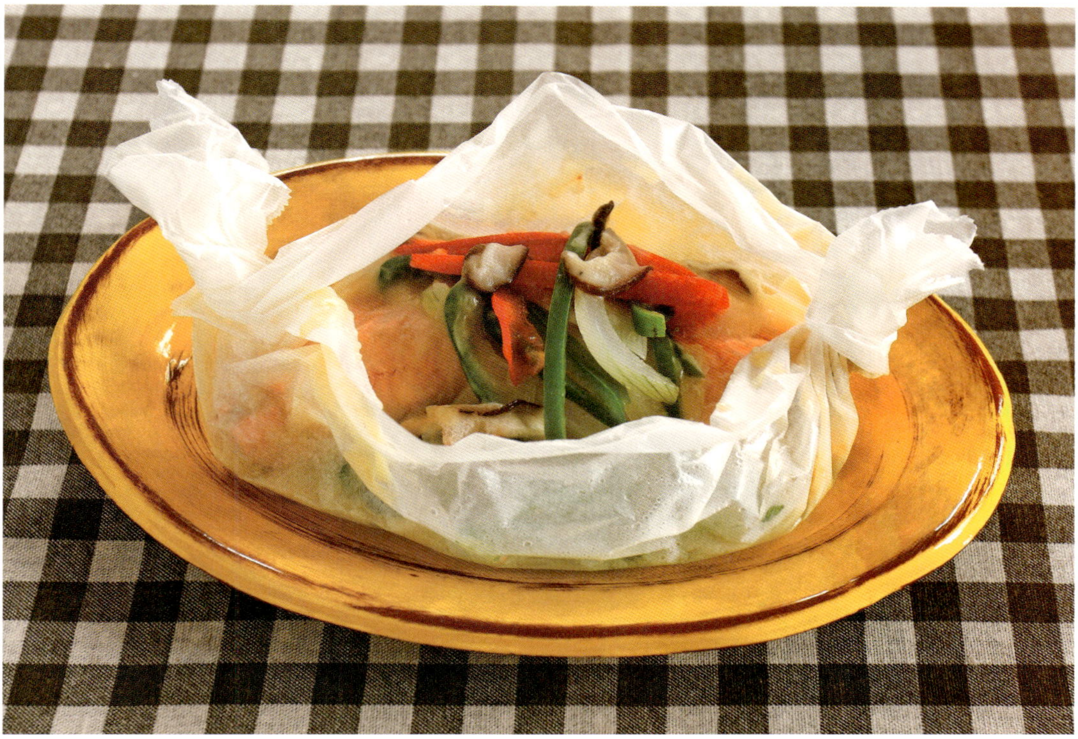

鮭の包み焼き

電子レンジでお手軽にできます。
白みそがほんのりとした甘さになり、お子様から大人まで楽しんでいただけます。

材料　2人分

鮭	2切れ
塩	0.2g
玉ねぎ	20g
生しいたけ	1個
赤パプリカ	20g
ピーマン	1と⅓個

○白みそソース

白みそ	大さじ1強
砂糖	小さじ1と⅓
豆乳（無調整）	大さじ2と⅔
水	大さじ2

○水溶き片栗粉

片栗粉	小さじ1
水	小さじ1強

作り方

❶ しいたけは石づきを取って薄切りにします。玉ねぎ、赤パプリカ、ピーマンはそれぞれ薄くスライスします。

❷ 白みそソースを作ります。鍋に白みそ、砂糖、豆乳、水を入れて火にかけます。全体を混ぜて白みそがなじんだら、水溶き片栗粉でとろみをつけます。

❸ オーブンシートに鮭を置いて塩を振り、その上に❶の野菜をのせます。上から❷の白みそソースをかけ、オーブンシートの両端をねじって包み、電子レンジ（600W）で約3分加熱します。

野菜と鮭のかき揚げ丼

野菜と魚で栄養のバランスが整った一皿ごはん。
めんつゆだけでシンプルに仕上げます。

材料　２人分

鮭	１切れ
玉ねぎ	¼個
ズッキーニ	⅓本
ミックスベジタブル	大さじ４
米粉	30g
片栗粉	10g
炭酸水	90㎖
揚げ油	適量
ご飯	２膳分
めんつゆ	小さじ４

作り方

❶ 鮭は 2㎝の角切り、玉ねぎは薄切り、ズッキーニは 1㎝角に切ります。
❷ ❶、ミックスベジタブルを混ぜ、少量の米粉（分量外）をまぶします。
❸ 米粉、片栗粉を合わせ、炭酸水を加え混ぜ合わせます。
❹ ❸に❷を加えて衣をつけスプーンでまとめて 170℃の油で揚げます。
❺ ご飯の上に❹を盛りつけ、めんつゆをかけます。

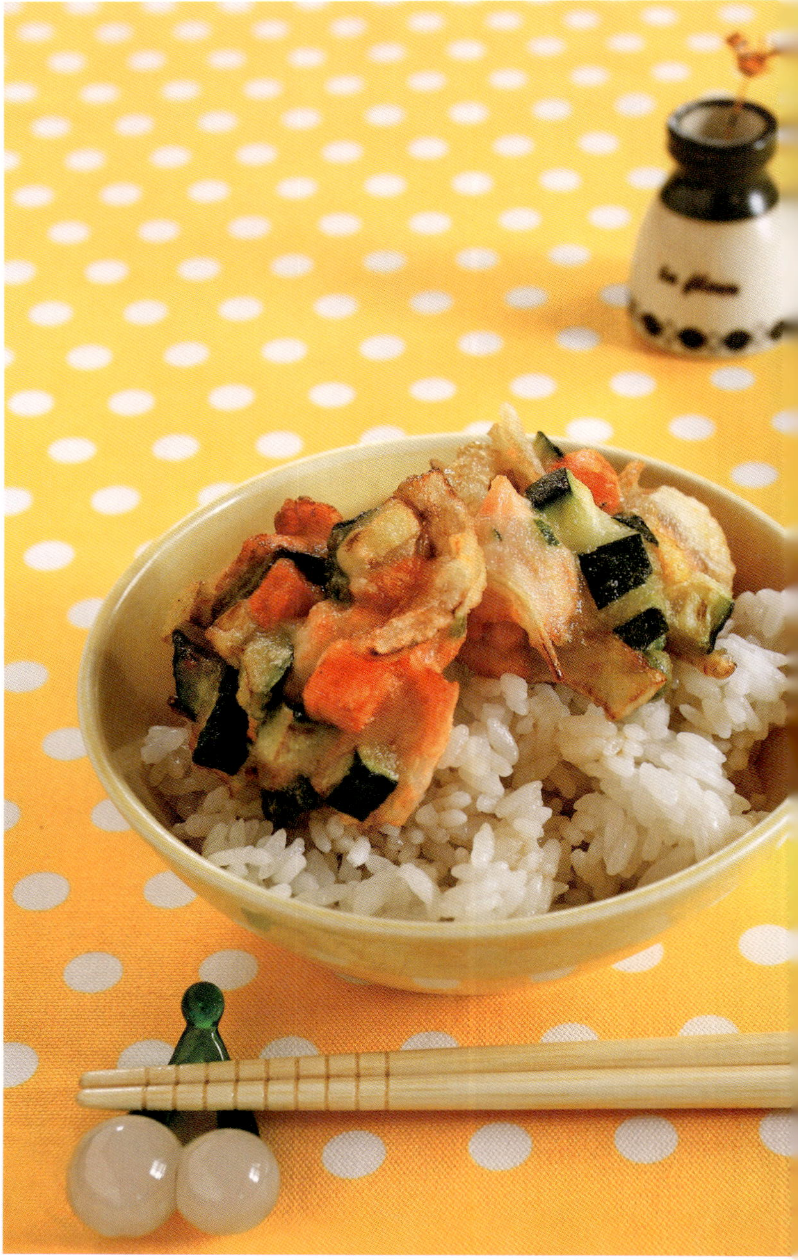

もっとおいしく、もっと好きになる

野菜たっぷりおかず

味つけを工夫したバラエティー豊かなレシピをご紹介。
手軽に作れるスープやサラダは、
頼りになる一品です。

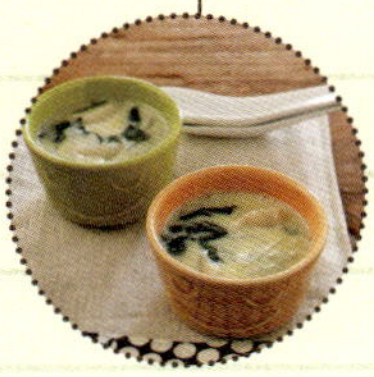
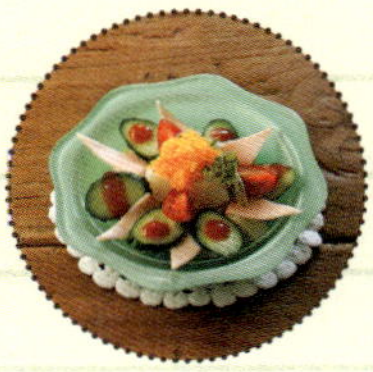
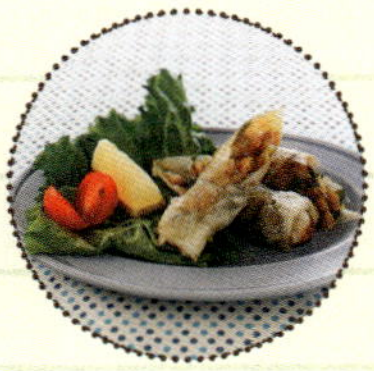

シャキシャキじゃがいもミートソース

たっぷりのミートソースがじゃがいもにしみ込み、
まろやかな味わいに。作り置きしてピザやオムライスに活用してもおいしいです。

材料　2人分

じゃがいも……2個
合いびき肉……150g
玉ねぎ……⅙個
にんじん……⅓本
マッシュルーム……2個
にんにく……1かけ
コンソメの素（顆粒）……小さじ½
トマトホール缶……150g
ローリエ……1枚
塩……小さじ⅙
こしょう……小さじ⅛
油……大さじ1

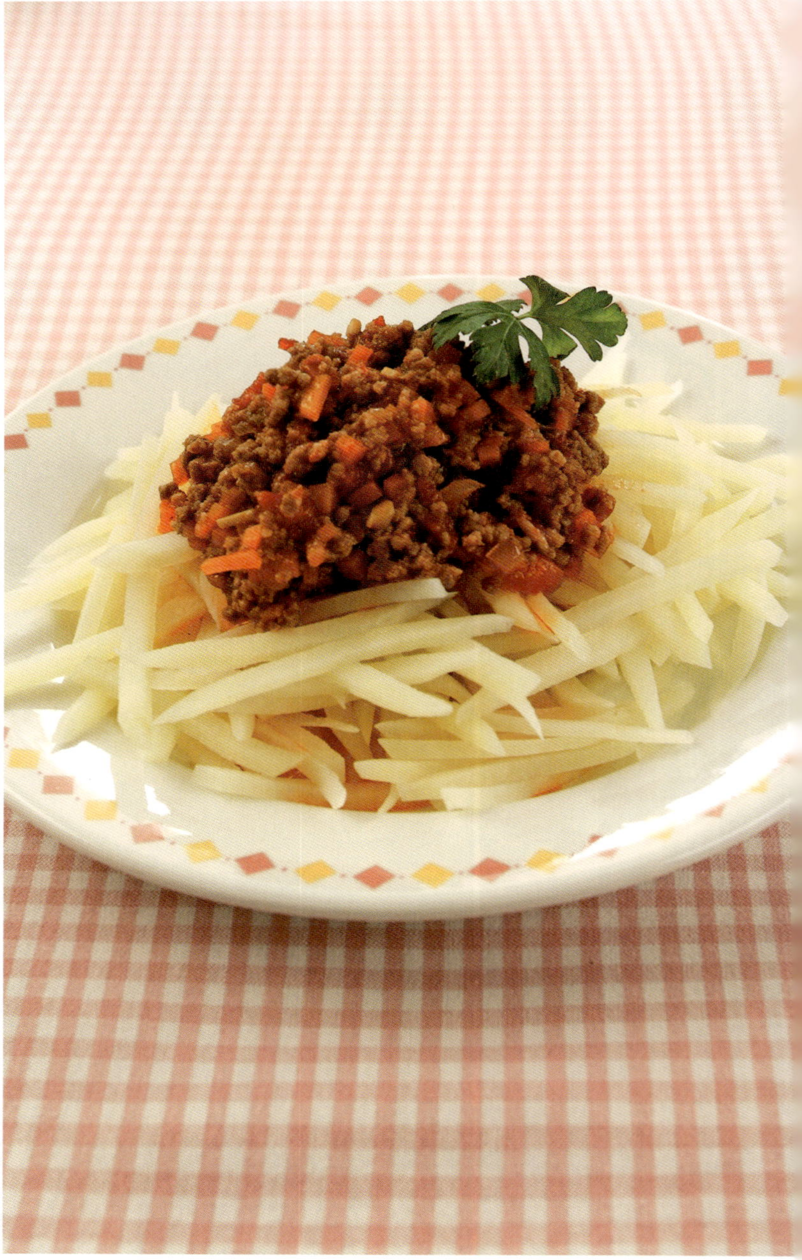

作り方

❶ じゃがいもは千切りにし、さっと塩ゆでにします。
❷ 玉ねぎ、にんじん、マッシュルーム、にんにくをみじん切りにし、油でしんなりするまで炒めます。
❸ ❷にひき肉を加えてさらに炒め、コンソメの素、トマトホール缶、ローリエを加えて汁気がなくなるまで煮込み、塩・こしょうで味をととのえます。
❹ 器に❶を盛りつけ、❸をのせます。

ほうれん草と帆立てのホワイトスープ

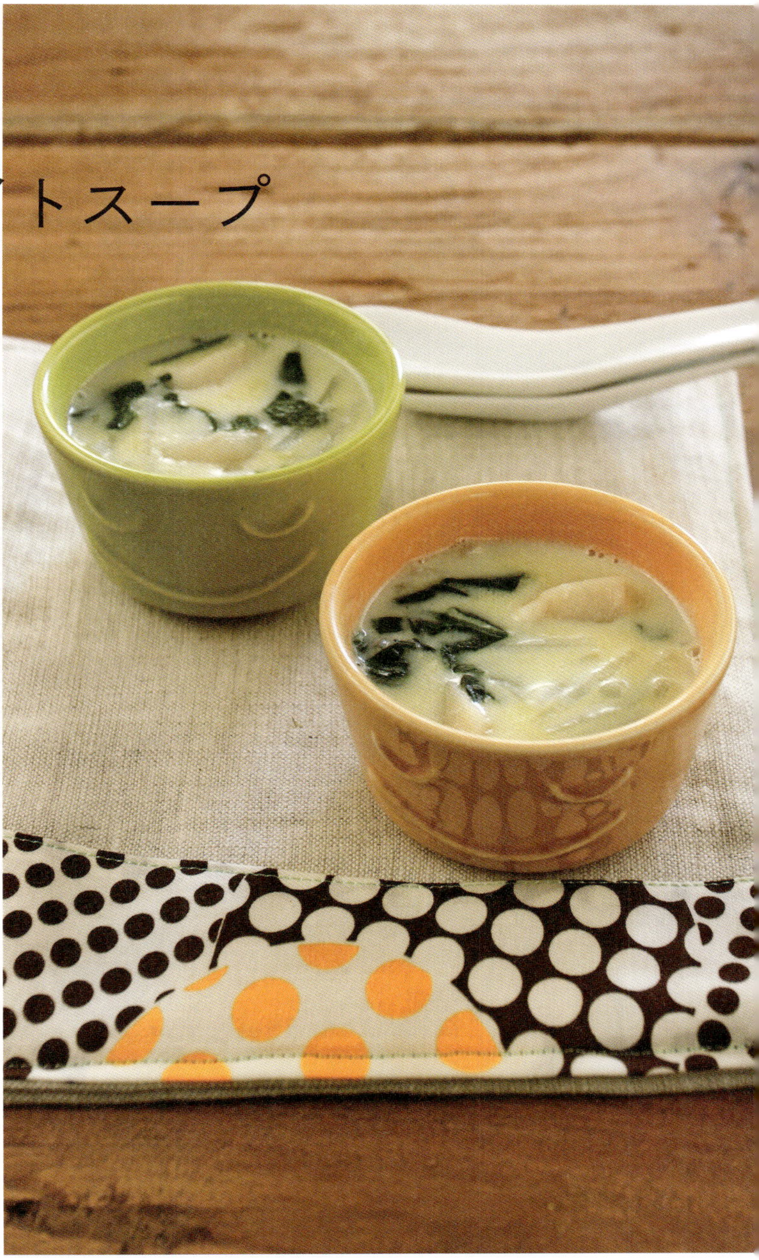

ほうれん草と帆立ては
納得のコンビ！
帆立ての旨味がぎゅっと
つまった一品です。

材料　2人分

ほうれん草	¼束
帆立て貝	6個
大根	3㎝
コーンスターチ	大さじ1
鶏がらスープ	200㎖
豆乳（無調整）	250㎖
オリーブオイル	適量
塩	小さじ⅙
こしょう	小さじ⅛

作り方

❶ ほうれん草は3㎝幅に切り、帆立ては4等分、大根は棒状に薄切りにします。
❷ 大根、帆立てをオリーブオイルで炒めます。
❸ ❷にコーンスターチを加えて軽く炒め、鶏がらスープを加えて沸騰させます。
❹ ほうれん草を加えてしんなりしたら豆乳を加え、塩、こしょうで味をととのえます。

ビーフン焼きそば

ハムと野菜をどっさりのせた、ヘルシーな焼きそばです。
味なじみのいいビーフンは、おかわり間違いなし。

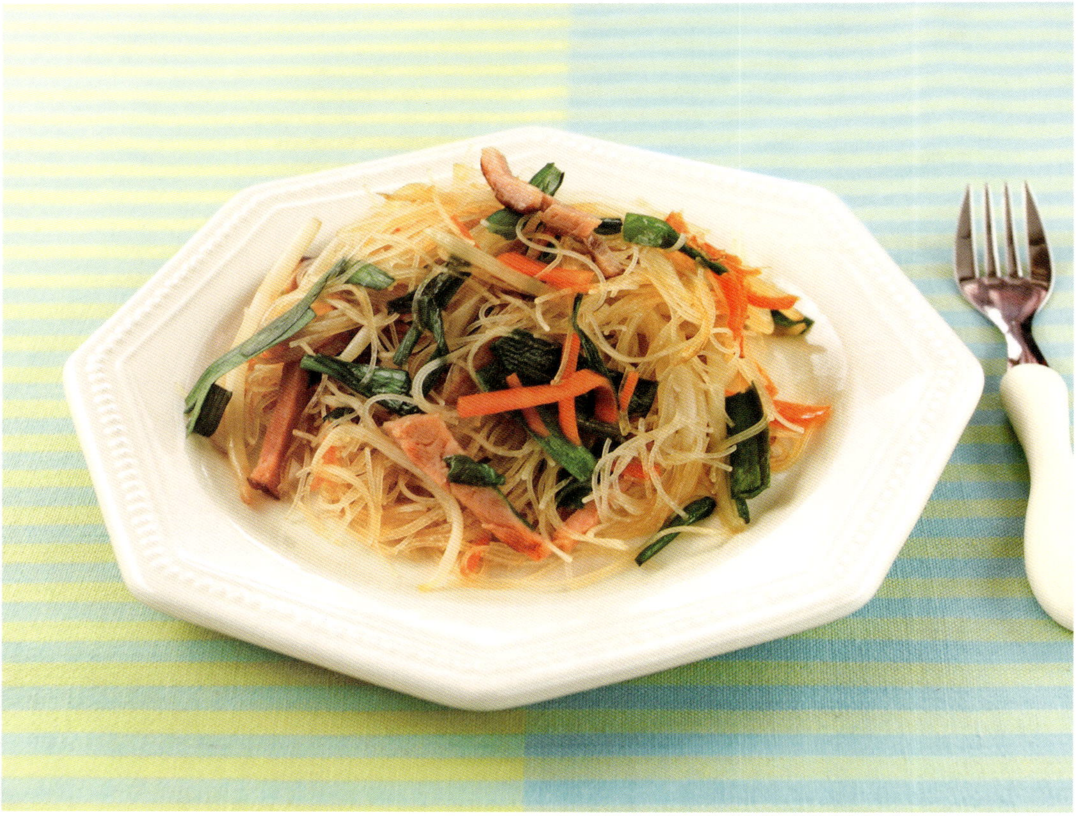

材料　1人分

ビーフン	80g
みんなの食卓ロースハム	40g
玉ねぎ	¼個
もやし	⅓袋
にんじん	¼本
にら	¼束
コンソメの素（顆粒）	大さじ½
しょうゆ	小さじ1と½
砂糖	小さじ2
みりん	小さじ2
油	大さじ1

作り方

❶ ビーフンは水につけてもどします。ハムは細切りにし、玉ねぎは薄切りにします。にんじんは千切りにし、にらは3cm長さに切ります。
❷ 油で玉ねぎ、にんじんを炒め、ハム、ビーフン、もやし、にらを加え、さらに炒めます。
❸ ❷にコンソメの素、しょうゆ、砂糖、みりんを加えて混ぜ合わせ、器に盛りつけます。

オイルサーディンと野菜の春雨サラダ

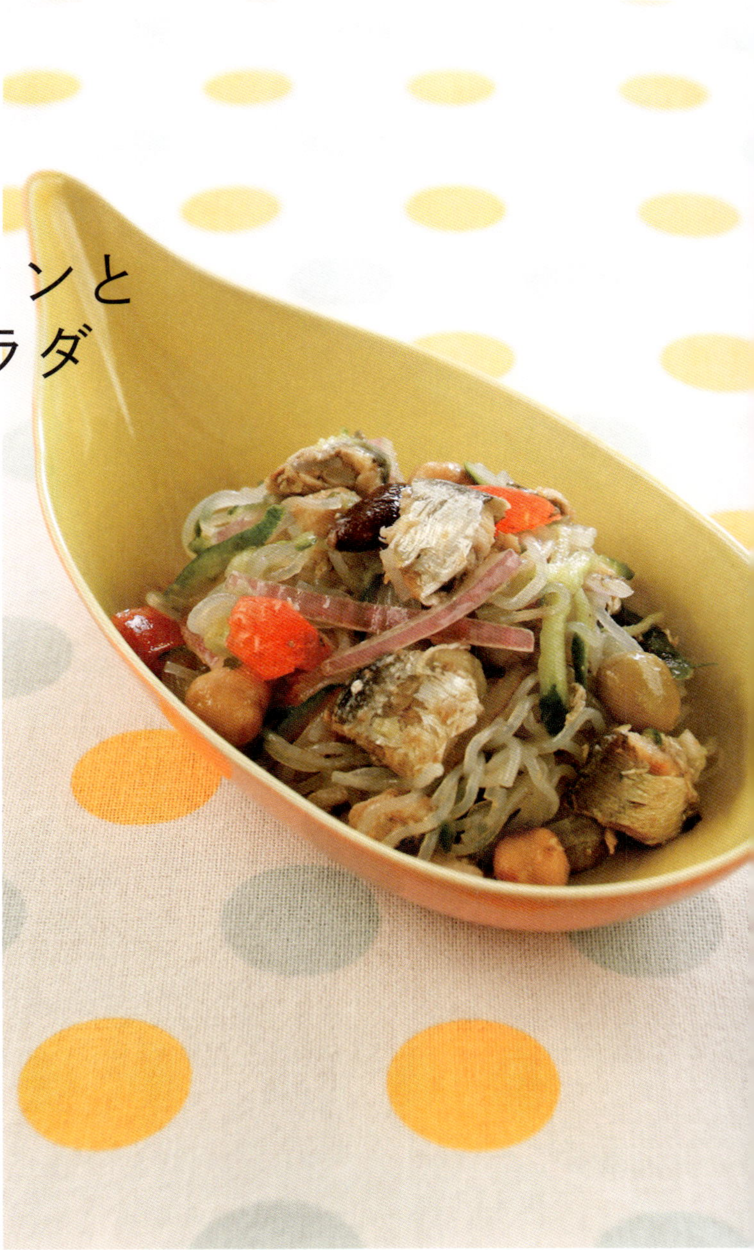

異なる食感がポイント！
ドレッシングを使わない
ヘルシーなサラダです。
さっぱり味でいくらでも
食べられます。

材料　２人分

オイルサーディン	½缶
赤玉ねぎ	⅛個
トマト	½個
きゅうり	⅓本
ミックスビーンズ	40g
春雨	30g
レモン汁	大さじ１
うす口しょうゆ	小さじ１と½
砂糖	小さじ１

作り方

❶ 春雨はゆでてもどしておきます。赤玉ねぎは薄切りにし、トマトは角切り、きゅうりは千切りにします。
❷ オイルサーディンを食べやすい形に切ります。
❸ レモン汁、うす口しょうゆ、砂糖を混ぜ合わせます。
❹ ❶、❷、ミックスビーンズを合わせ、❸を加えて混ぜ、器に盛りつけます。

ミモザ風サラダ

黄色の花をつけるミモザのようにゆで卵の黄身を飾る
ミモザサラダですが、卵の代わりにかぼちゃを使って作ります。

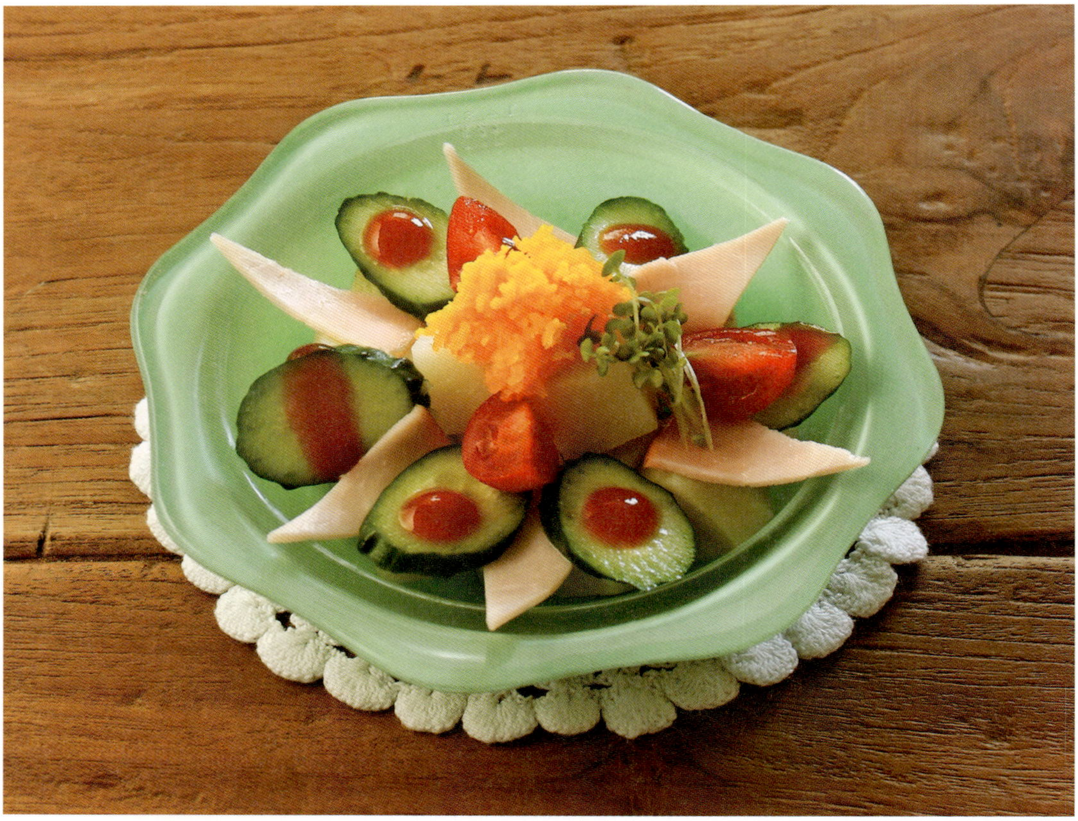

材料　２人分

かぼちゃ	50g
みんなの食卓ロースハム	３枚
きゅうり	⅓本
スプラウト	¼パック
じゃがいも	小１個
ミニトマト	４個
サラダ菜	４～５枚
トマトケチャップ	大さじ１
酢	小さじ２
砂糖	小さじ½

作り方

❶ かぼちゃは皮をむいてゆで、ザルなどに押しつけ、そぼろ状にします。

❷ ハムは６等分に切り、きゅうりは斜め薄切りにします。じゃがいもは皮をむき2㎝角に切り、塩ゆでにします。ミニトマトは４等分にします。

❸ トマトケチャップ、酢、砂糖を混ぜ合わせます。

❹ 器にサラダ菜、❷を盛りつけて❶をのせ、スプラウトを添えて❸をかけます。

かぼちゃのニョッキ
ベーコン風味

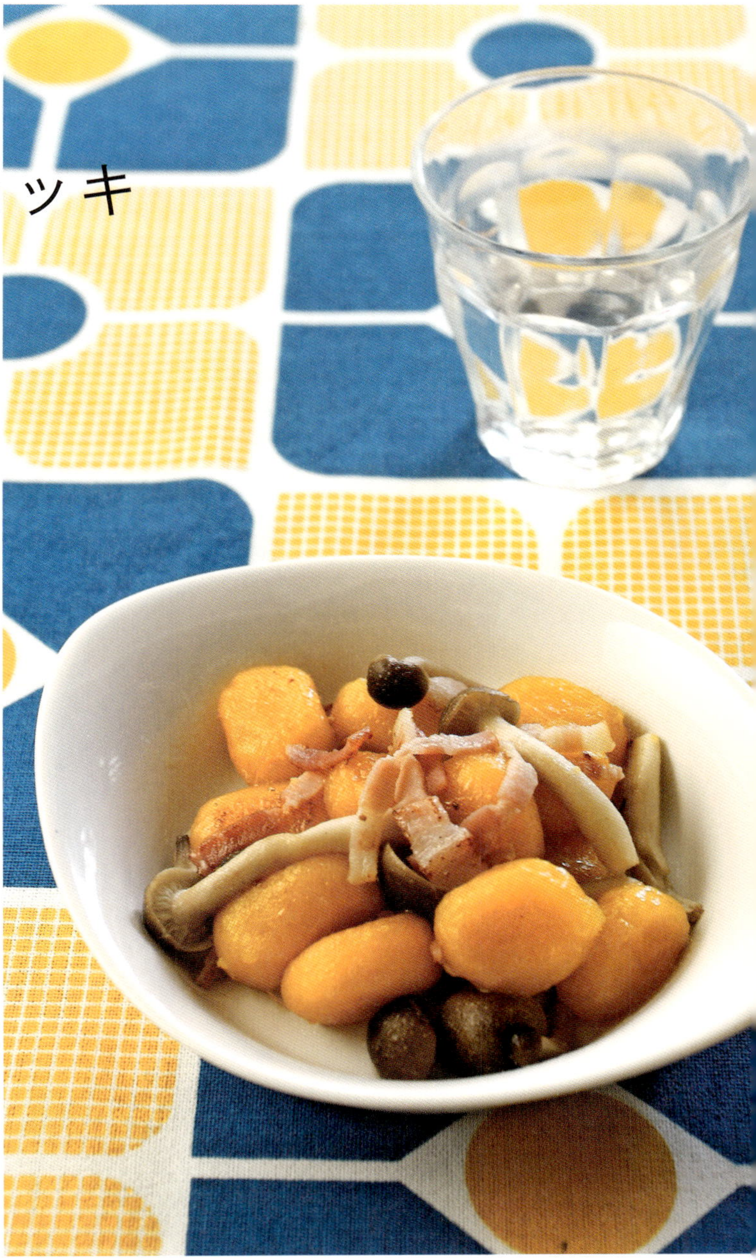

かぼちゃはつぶしやすいので、
ニョッキに手軽に
チャレンジできます。
もちもちの食感を
楽しんでください。

材料　２人分

かぼちゃ	200g
片栗粉	50g
上新粉	20g
みんなの食卓ベーコン	４枚
しめじ	½パック
オリーブオイル	大さじ１
塩	小さじ⅛
こしょう	小さじ⅒

作り方

❶ かぼちゃは皮をむいて、塩ゆでし、つぶします。

❷ ❶に片栗粉、上新粉を加えてよく混ぜ合わせ、形を作ります。

❸ 沸騰した湯に❷を加え、浮いてきたら取り出します。

❹ ベーコンは細切りにし、しめじは石づきを取り手でほぐします。

❺ オリーブオイルで❹を炒め、しんなりしてきたら❸を加え、塩、こしょうで味をととのえます。

ベーコンと
豆腐の蒸し煮

具材にしっかり味を
なじませるこが、
おいしさの決め手です。
野菜の甘みがストレートに
味わえます。

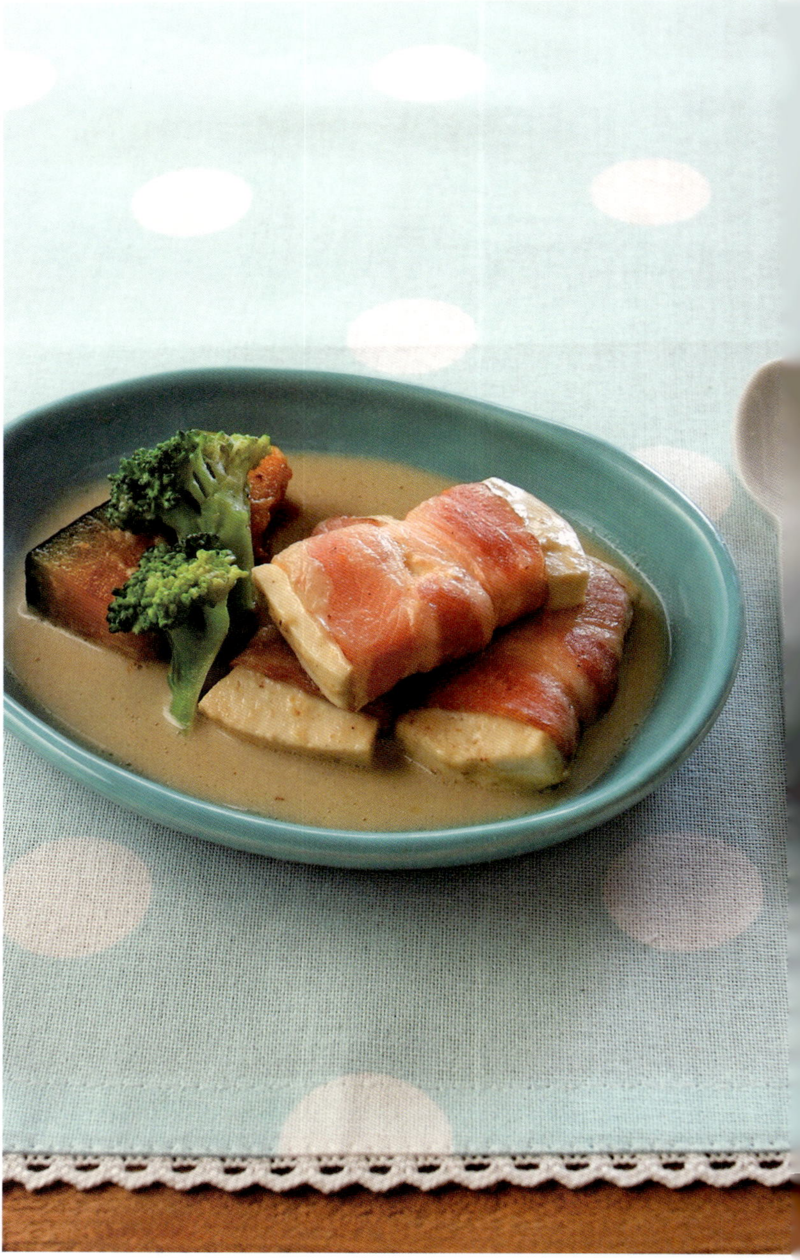

材料　2人分

みんなの食卓ベーコン	8枚
木綿豆腐	1丁
ブロッコリー	⅓個
かぼちゃ	50g
豆乳（無調整）	200㎖
めんつゆ	大さじ2
水	100㎖
塩	小さじ¼
油	適量

作り方

❶ 豆腐は水きりをして、8等分に切り、ベーコンを巻きます。

❷ ブロッコリーは花房に分け、かぼちゃは2㎝の角切りにします。

❸ フライパンに油を熱し、❶の巻き終わりを下にして焼き、❷、めんつゆ、水を加えてふたをして、蒸し焼きにします。

❹ ❸に豆乳、塩を加えて、再び軽く蒸し焼きにし、豆腐ベーコンを2等分し、器に盛りつけます。

豆腐とトマトのカプレーゼ

豆腐とトマトの組み合わせで、イタリアンな味に大変身。
おしゃれな前菜の出来上がりです。

材料　2人分

- 木綿豆腐……$\frac{1}{2}$丁
- トマト……1個
- バジルの葉……4枚
- オリーブオイル……大さじ1
- レモン汁……小さじ2
- 塩……小さじ$\frac{1}{8}$
- こしょう……小さじ$\frac{1}{8}$

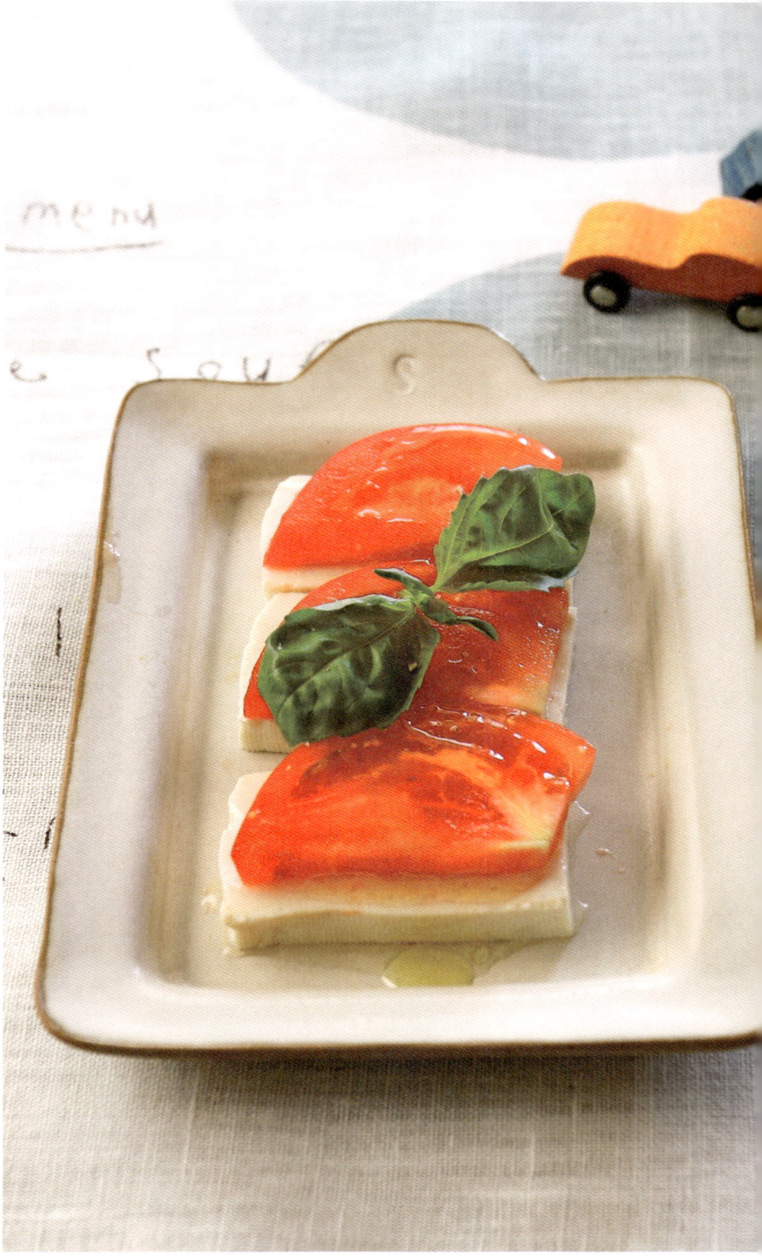

作り方

❶ 木綿豆腐はしっかりと水きりをして、縦半分にし、さらに1㎝幅に切ります。
❷ トマトは半分に切り、薄切りにします。
❸ ❶、❷、バジルの葉を並べます。
❹ オリーブオイル、レモン汁、塩、こしょうを混ぜ合わせます。
❺ ❸に❹をかけます。

ポテト
豆乳サラダ

子供たちが大好きなポテトサラダ。
マヨネーズの代わりに豆乳を使い、
じゃがいもの口当たりを
よりやわらかくします。

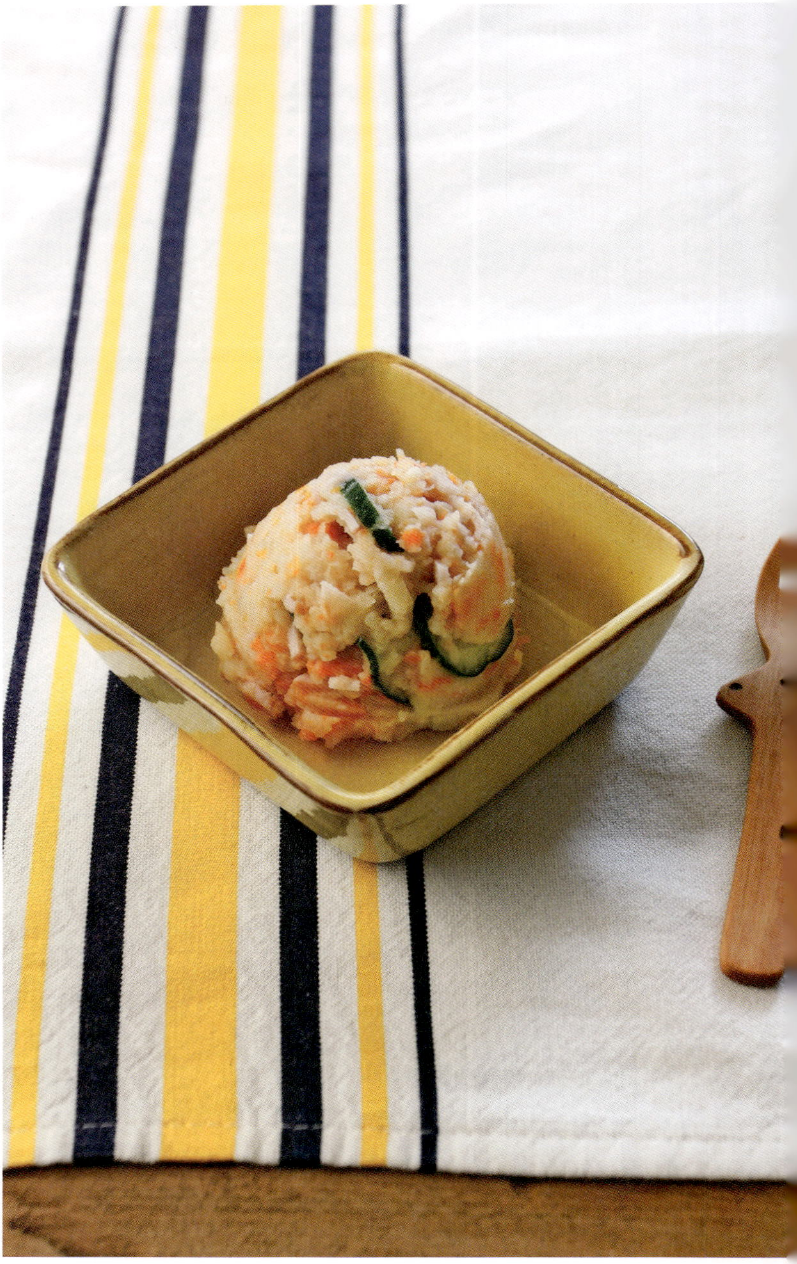

材料　2人分

じゃがいも	小2個
にんじん	⅓本
みんなの食卓ロースハム	2枚
玉ねぎ	⅛個
きゅうり	¼本
豆乳（無調整）	60㎖
塩	小さじ⅛
こしょう	小さじ⅒
コンソメの素（顆粒）	小さじ⅓

作り方

❶ じゃがいもは皮をむき、大ぶりに切ります。にんじんは短冊切り、ハムは2等分にしてさらに細切り、玉ねぎは薄切り、きゅうりは輪切りにします。

❷ 鍋にじゃがいも、にんじん、玉ねぎ、水、コンソメの素を入れてゆでます。

❸ ❷をフォークなどで崩し、豆乳を加えながら火を入れ、水分を飛ばします。

❹ ❸にハム、きゅうりを加えてさらに混ぜ合わせ、塩・こしょうで味をととのえます。

春巻き

春巻きの皮には、ライスペーパーを使います。
油が気になるときは、
フライパンで少しの油をひいて
焼いても大丈夫です。

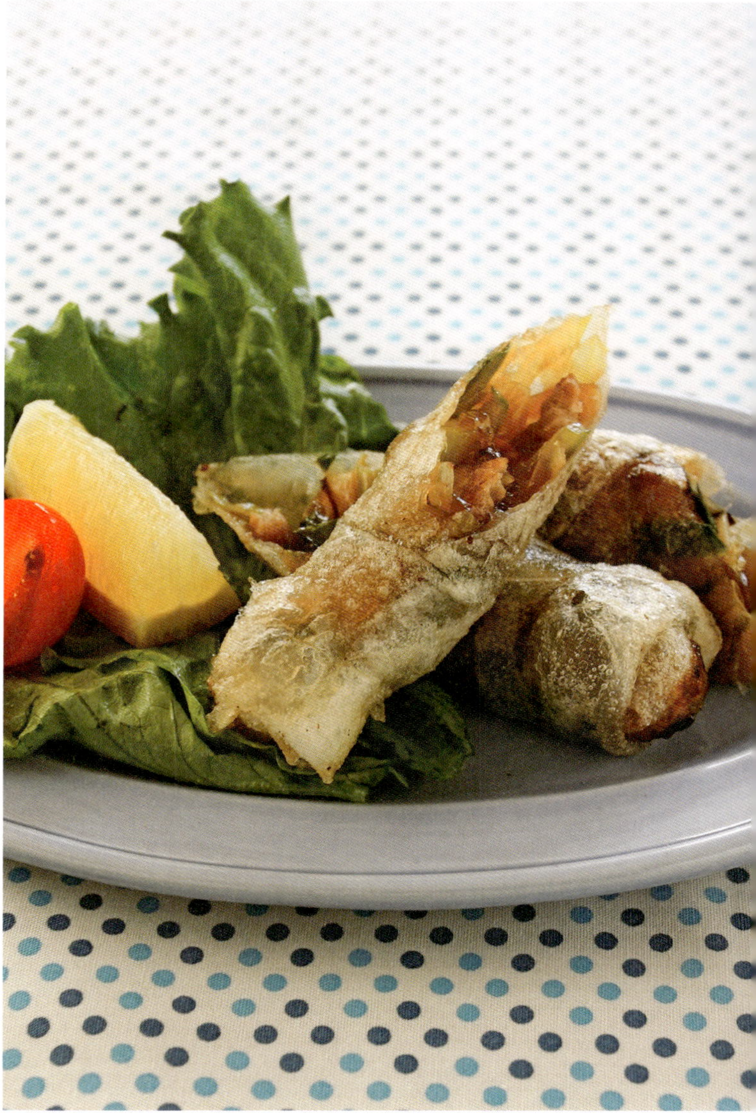

材料　2人分

ライスペーパー	2枚
豚もも薄切り肉	30g
塩	少々
こしょう	少々
キャベツ	大1枚
にら	15g
干ししいたけ	1枚
油	小さじ½
しょうゆ	小さじ1
酒	小さじ1
◯水溶き片栗粉	
片栗粉	大さじ1
水	大さじ1
揚げ油	適量
◯のり	
白玉粉	小さじ1
水	小さじ1
リーフレタス	1と½枚
ミニトマト	2個
レモンのくし形切り	⅛個分

作り方

1. 豚肉は細切りにし、塩、こしょうで下味をつけます。キャベツは細切りにし、にらは4cm長さに切ります。水でもどした干ししいたけは細切りにします。
2. フライパンに油を熱して豚肉を炒め、肉の色が変わったらキャベツ、にら、しいたけを加えて炒めます。野菜がしんなりとしたらしょうゆと酒で味付けをし、水溶き片栗粉でとろみをつけ、取り出して冷まします。
3. ライスペーパーに霧吹きで水をかけ、やわらかくなったら冷ました具の半量を細長くのせます。手前から具を巻き込んで両端を折り曲げ、分量の水で溶いた白玉粉をのりにして塗ります。くるりと巻いて留め、170℃の揚げ油でこんがりと揚げます。
4. 春巻きを半分に切り、リーフレタスを敷いた皿に盛り、ミニトマト、レモンを添えます。

コーンポタージュ

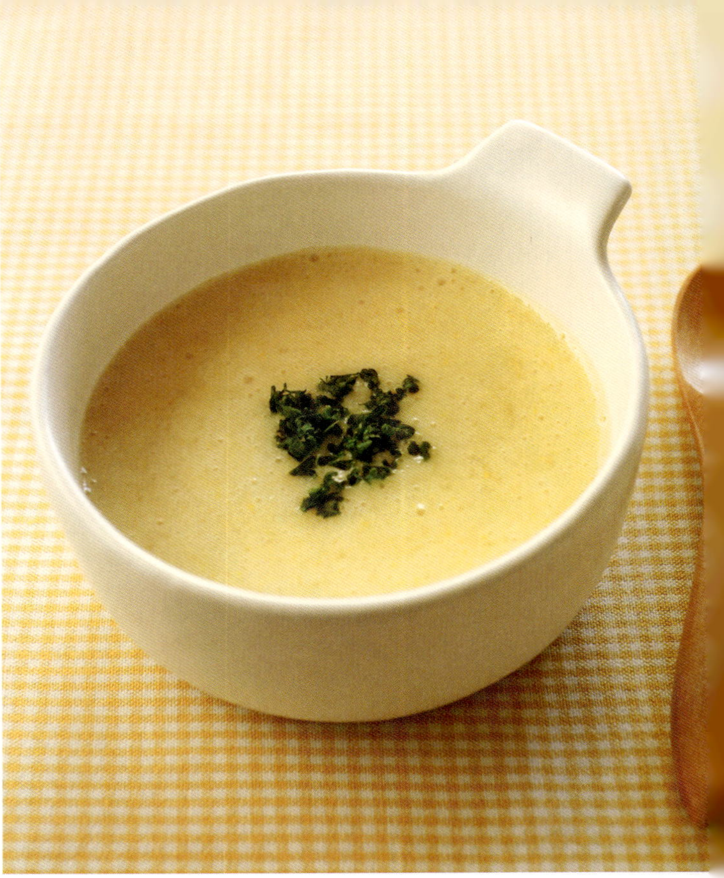

材料　2人分

玉ねぎ	小¼個
昆布だし	1と⅔カップ
ご飯	10g
クリームコーン（缶詰）	½カップ
豆乳（無調整）	大さじ2弱
ローリエ	1枚
塩	小さじ¼
こしょう	適量
油	小さじ1
パセリのみじん切り	適量

作り方

❶ 玉ねぎは粗いみじん切りにします。
❷ 鍋に油を熱して玉ねぎを炒め、こしょう少々を加え、昆布だし、ご飯を加えてやわらかくなるまで煮ます。
❸ 粗熱を取ってミキサーに入れ、クリームコーン、豆乳を加えて攪拌します。
❹ 鍋に移して火にかけ、ローリエを加えて温め、塩、こしょうで味をととのえます。
❺ 器に注ぎ、パセリのみじん切りを振ります。

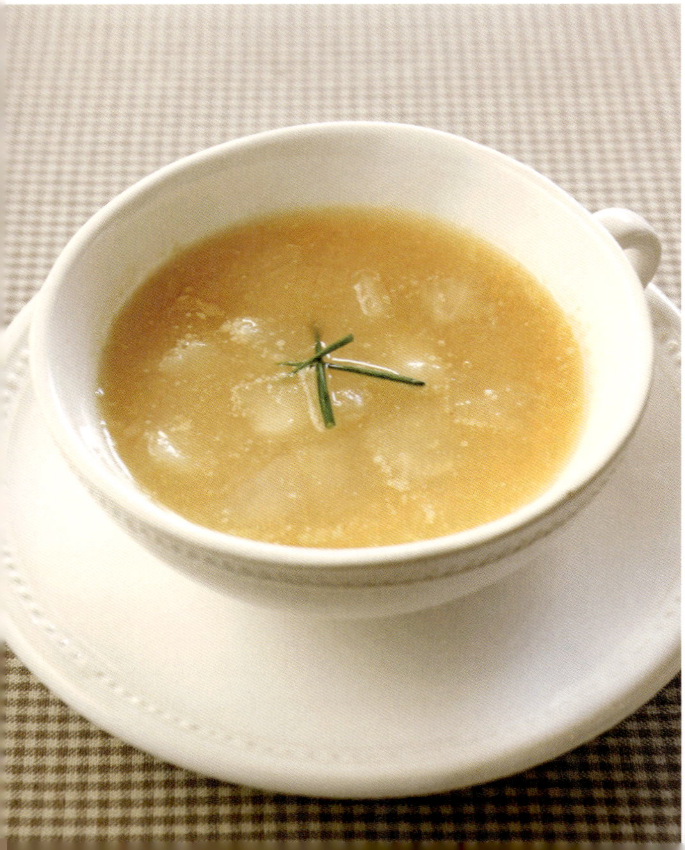

かぶの洋風スープ

材料　2人分

かぶ、じゃがいも	各1個
長ねぎ	½本
オリーブオイル	大さじ½
コンソメの素（顆粒）	小さじ⅓
水	400㎖
塩	小さじ⅙
こしょう	小さじ1⅒

作り方

❶ かぶは皮をむき1㎝の角切りにします。じゃがいもは皮をむき薄切りにします。長ねぎは小口切りにします。
❷ オリーブオイルで長ねぎを炒め、しんなりしたらじゃがいも、水、コンソメの素を加え煮ます。
❸ じゃがいもに火が入ったらミキサーにかけ、鍋に移しかぶを加えてさらに火を入れ、塩、こしょうで味をととのえます。

パーティーや行事にぴったり

おもてなしごはん

お誕生日やお友達が遊びに来る日は、
みんなでわいわい食べましょう。
見た目も華やかで思い出に残るひと皿です。

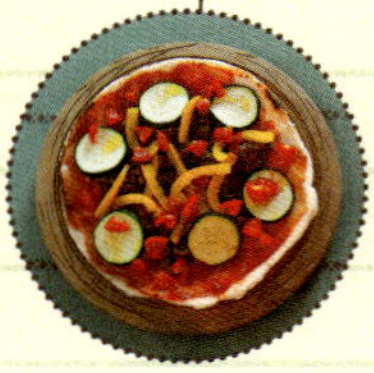
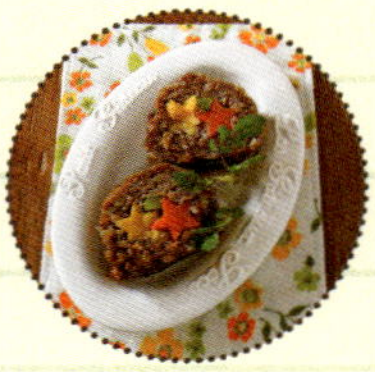
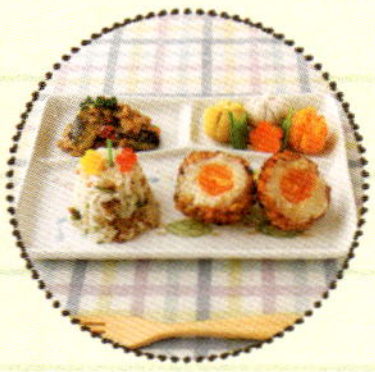

米粉パン
オープンサンド

マヨネーズ不要！　さくさくのパンに好きな野菜をはさんで楽しんください。
レモンのすっきりとした香りが味を引き立てます。

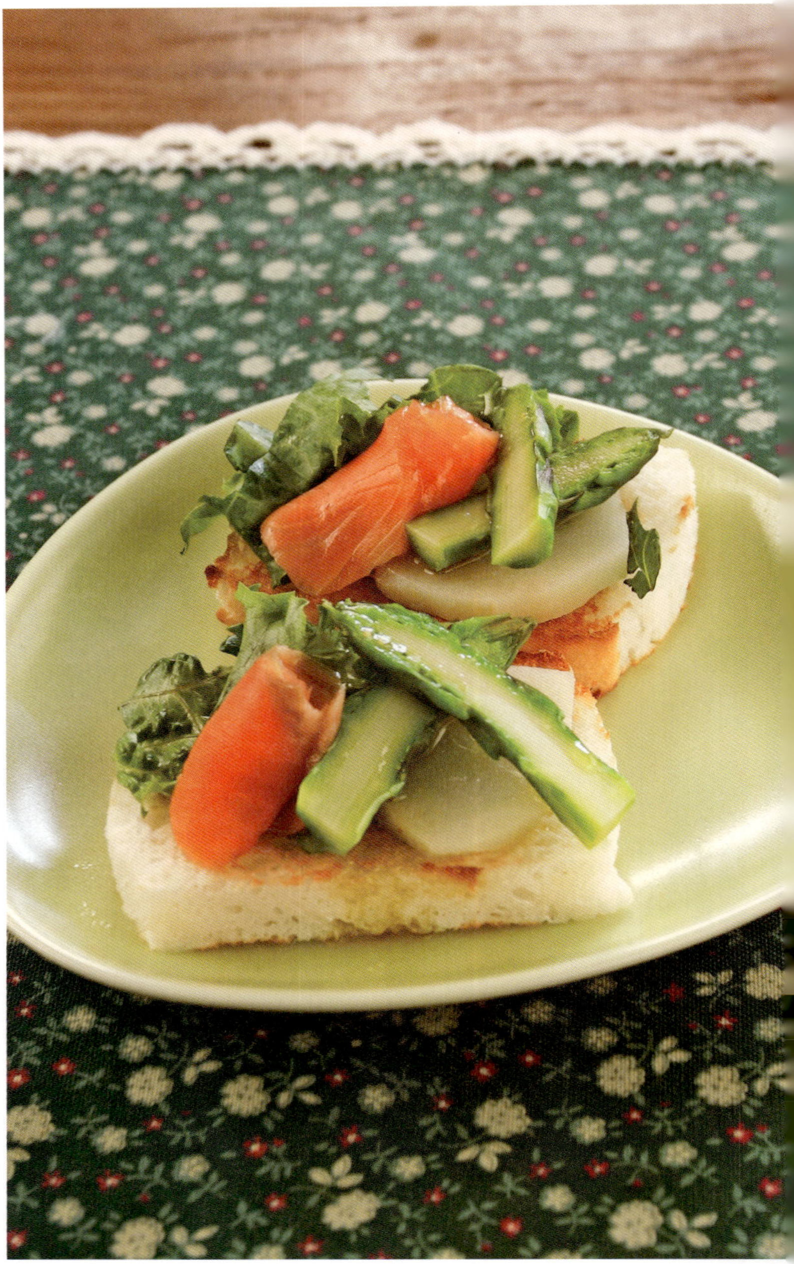

材料　２人分

みんなの食卓米粉パン	４枚
リーフレタス	２枚
じゃがいも	１と½個
スモークサーモン	４枚
グリーンアスパラガス	小８本
オリーブオイル	大さじ１
レモン汁	小さじ１
塩	小さじ⅛
こしょう	小さじ⅛

作り方

❶ リーフレタスは手でちぎります。じゃがいもは皮をむいて輪切りにし、塩ゆでにします。アスパラガスは皮をむいてゆでます。
❷ 米粉パンにリーフレタスをのせ、じゃがいも、スモークサーモン、アスパラガスをのせます。
❸ オリーブオイル、レモン汁、塩、こしょうを混ぜ合わせ❷にかけます。

キノコとベーコンの米粉ケークサレ

ケークはケーキ、サレは塩、という名前のとおり、
食事としても食べる甘くないケーキです。ヘルシーなおやつにもなります。

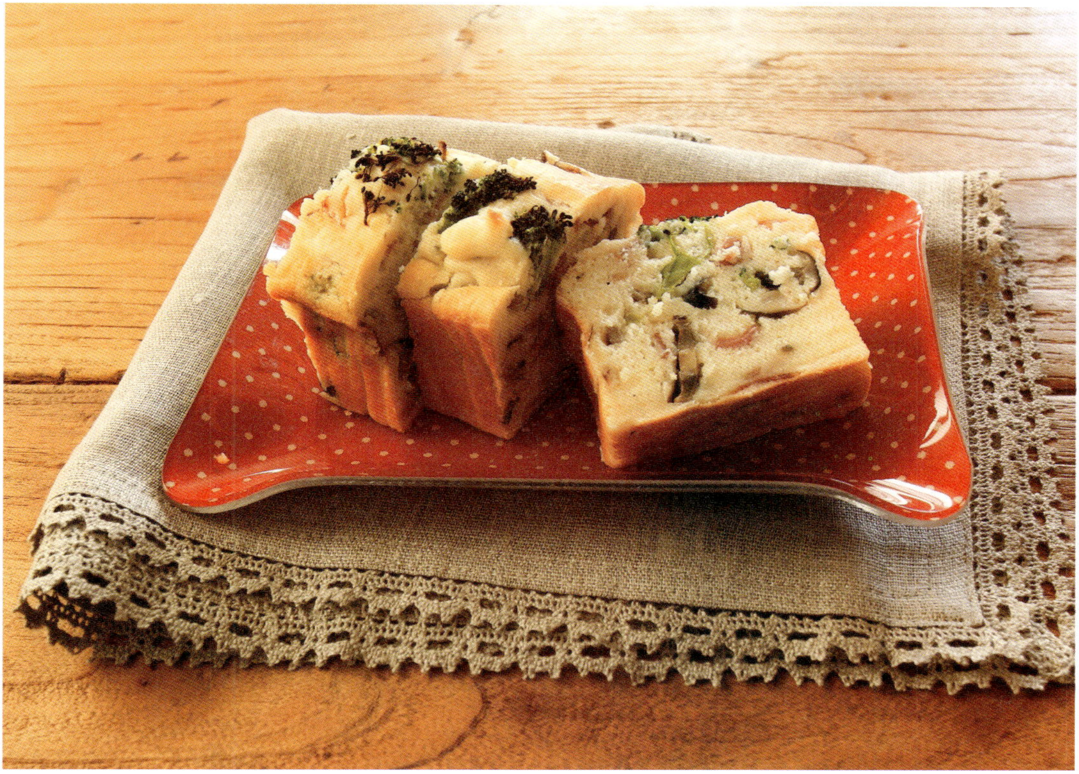

材料　2人分

しめじ	½パック
マッシュルーム	2個
みんなの食卓ベーコン	1パック
ブロッコリー	¼個
米粉	200g
ベーキングパウダー	小さじ2
オリーブオイル	20g
豆乳（無調整）	250mℓ
塩	小さじ⅙
こしょう	小さじ⅛

作り方

❶ しめじは石づきを切り手でほぐします。マッシュルームは薄切りにし、ベーコンは1cm幅、ブロッコリーは小さめに切ります。

❷ オリーブオイル（分量外）を熱して❶を炒め塩、こしょうを振ります。

❸ 米粉、ベーキングパウダーを混ぜ、豆乳、オリーブオイルを加えさらに混ぜ合わせます。

❹ ❷、❸を合わせ、型に入れ170℃のオーブンで30分ほど焼き、竹串を刺し、生地がつかなければ出来上がりです。

じゃがいも生地のお好み焼き

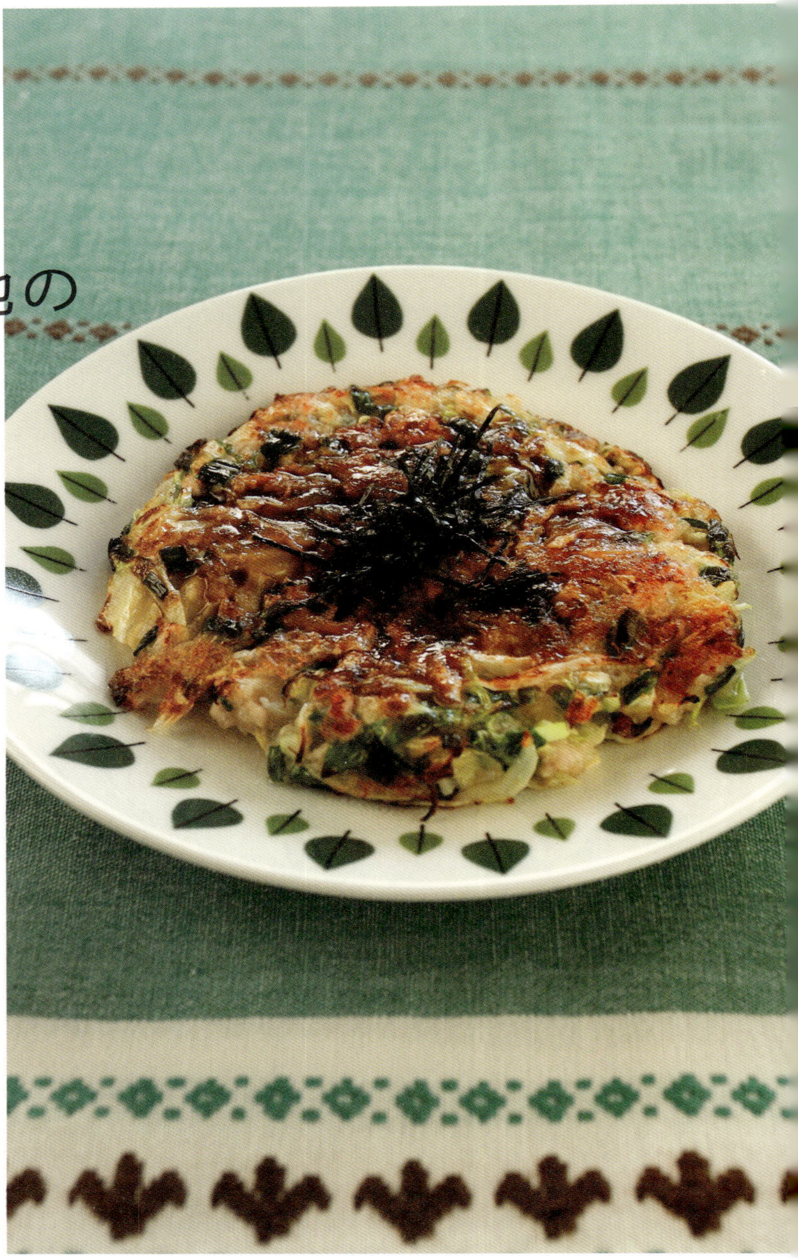

小麦粉や卵を使わなくても、じゃがいもや山いもを入れることで、フワッとした食感に仕上げることができます。

材料　２人分

じゃがいも	１個
山いも	5cm
キャベツ	２枚
豚ひき肉	100g
小ねぎ	¼束
中濃ソース	大さじ４
のり	¼枚
油	適量

作り方

❶ じゃがいも、山いもはすりおろします。キャベツは千切りにします。

❷ ❶、ひき肉、小ねぎを混ぜ合わせ、油を熱したフライパンに注ぎ入れ両面を焼きます。

❸ ❷を器に盛りつけて中濃ソースを塗り、細切りにしたのりをかけます。

column

もっとふわふわの生地にしたい！

山いもの代わりに残ったご飯やタピオカ粉、あわ粉などを入れると食感がよくなります。お好みでキャベツの量も調整してみましょう。

米粉のトルティーヤ

トウモロコシの粉をこねて薄くのばして焼いた、メキシコのラップサンド・トルティーヤを、パンで巻くだけの簡単レシピにアレンジしました。

材料　2人分

みんなの食卓米粉パン	6枚
みんなの食卓ロースハム	6枚
きゅうり	⅓本
トマト	小1個
小ねぎ	3本

作り方

❶ 米粉のパンの耳を切り、のし棒でパンをのばします。

❷ ハムは細切りにし、きゅうりは千切り、トマトは角切りにします。

❸ ❶に❷をのせて巻き込み、さっとゆでた小ねぎを巻いて結びます。

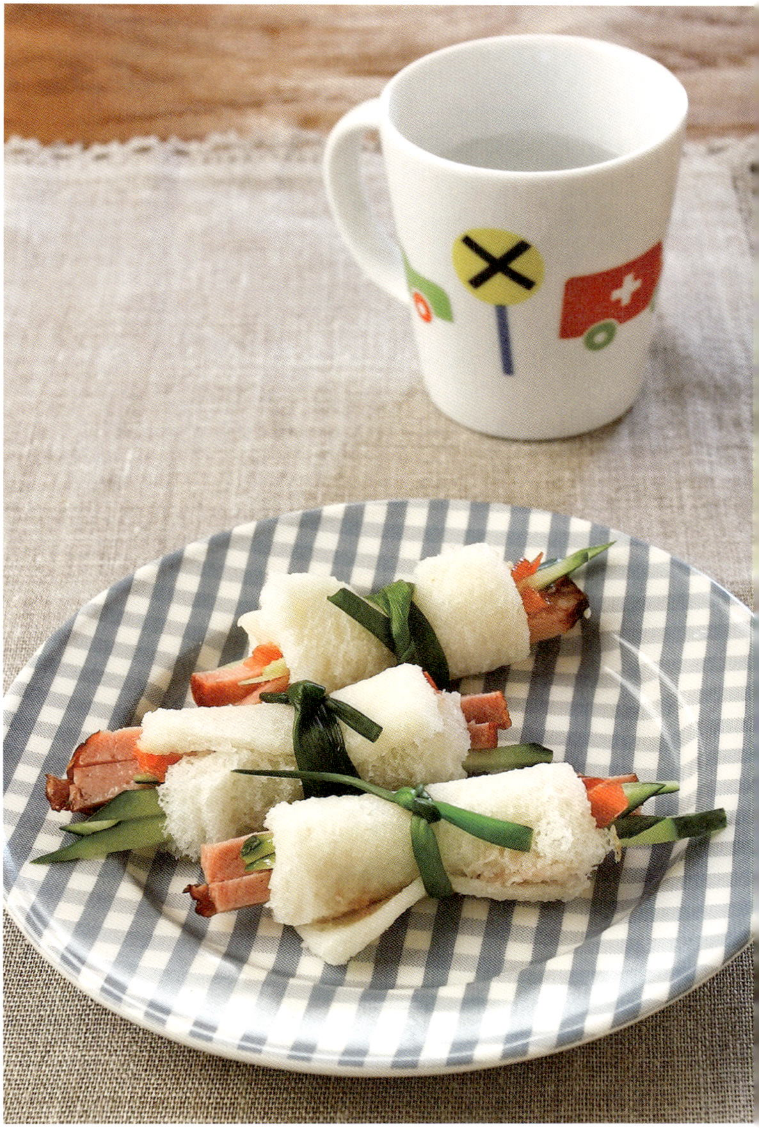

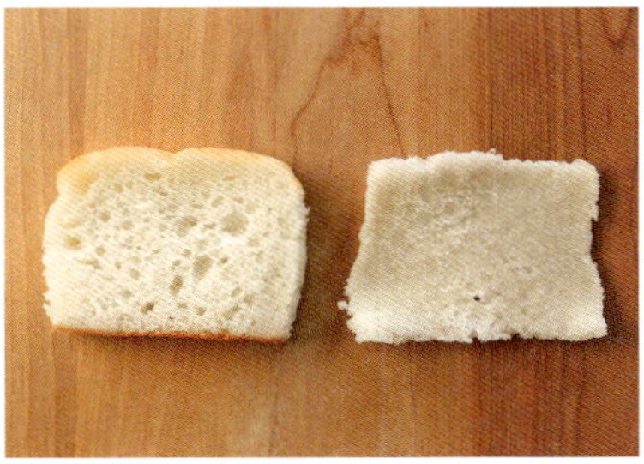

食材を巻きやすい生地にするため、パンを600Wの電子レンジで1枚につき10～20秒加熱したあと角を充分にめん棒でのばしてください。

サーモンとキノコと
じゃがいもの
ミルフィーユグラタン

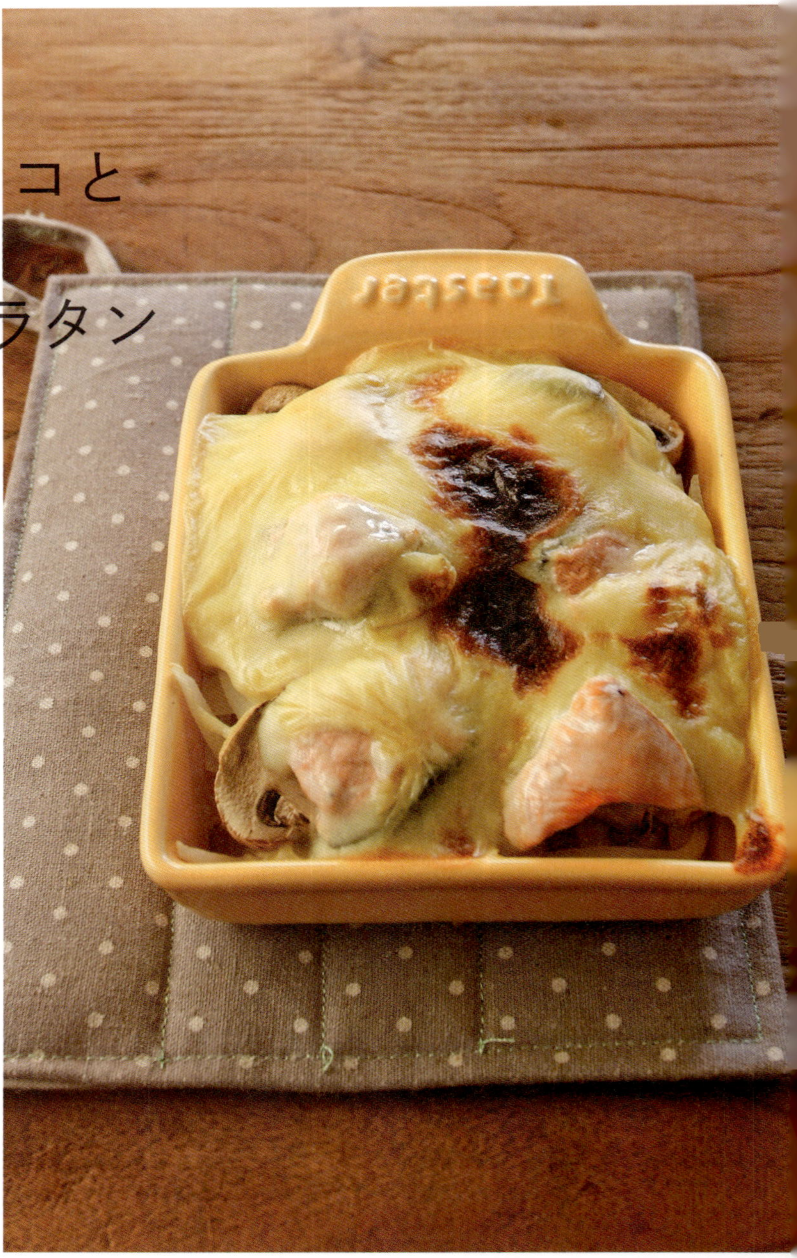

海の幸と山の幸を
重ね合わせて、
満足感のある食べごたえ。
大人も子供も大好きな一皿です。

材料　2人分

鮭	150g
マッシュルーム	4個
じゃがいも	1個
豆乳（無調整）	150mℓ
コンソメの素（顆粒）	小さじ½
片栗粉	大さじ½
塩	小さじ⅛
こしょう	小さじ⅛

作り方

❶ 鮭は2cmの角切りにします。マッシュルーム、じゃがいもは細切りにします。

❷ 耐熱皿にじゃがいもを敷き詰め、マッシュルーム、鮭の順番でのせます。

❸ 鍋に豆乳、コンソメの素、片栗粉を加え、火にかけてとろみをつけ、塩、こしょうで味をととのえます。

❹ ❷に❸をのせ、170℃のオーブンで20分ほど火を入れます。

ひき肉のピザ

手作りの生地は、簡単に作れます。チーズを使わなくても
野菜の味であとを引くおいしさ！

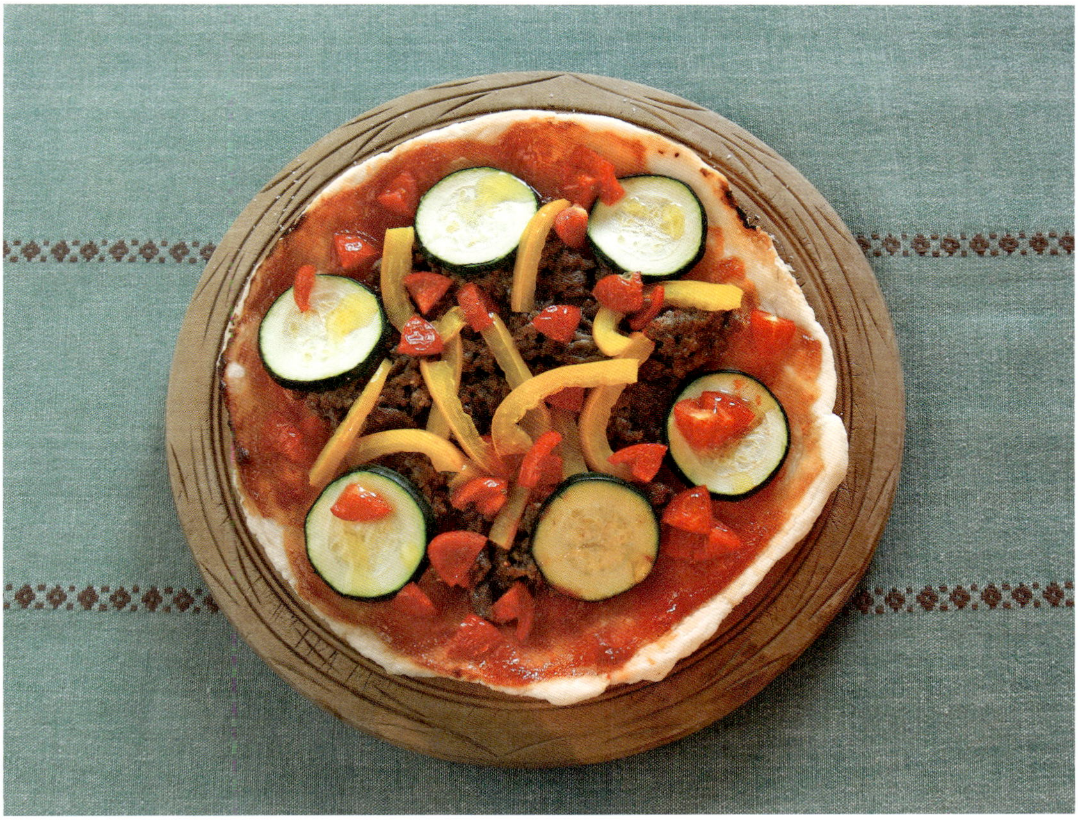

材料　２人分

牛ひき肉	50g
ミニトマト	４個
ズッキーニ	⅛本
黄パプリカ	⅛個
米粉	50g
片栗粉	10g
水	60mℓ
塩	適量
こしょう	適量
オリーブオイル	小さじ½
トマトケチャップ	大さじ１と½

作り方

❶ ミニトマトは角切りにし、ズッキーニは輪切り、パプリカは3cm長さの棒状にします。ひき肉は塩、こしょうを振っておきます。

❷ 片栗粉と水を合わせて火にかけ、透明になったら火を止め、米粉、塩（小さじ¼）を加え混ぜ合わせまとめます。さらにめん棒でのばします。

❸ ひき肉にオリーブオイルを加えてこね、めん棒でのばします。

❹ ❷をトースターで２分ほど焼き、トマトケチャップを敷き、❸のひき肉と❶の野菜をのせ、トースターで２〜３分焼きます。

ロールサラダ

ロールキャベツ風のサラダは、生より多く野菜を食べられます。
彩りもきれいなので、パーティーの前菜にはぴったりです。

材料　４人分

キャベツ	５～６枚
みんなの食卓ロースハム	４枚
きゅうり	½本
玉ねぎ	¼個
セロリ	½本
塩	適量
こしょう	適量
マヨネーズもどき	大さじ１と½
サラダ菜	５～６枚
レタス	２枚
ラディッシュ	４個
マヨネーズもどき（お好みで）	適量

○マヨネーズもどき（８人分）の材料

じゃがいも	30g
洋なし（缶詰）	70g
酢	16g
レモン汁	小さじ１弱
塩	小さじ⅙
砂糖	8g
油	大さじ４強

作り方

❶ じゃがいもは、いちょう切りにしてやわらかくなるまでゆでます。洋なしもいちょう切りにします。
❷ ゆで上がったじゃがいも、洋なし、酢、レモン汁、塩、砂糖をフードプロセッサーにかけて、なめらかにします。
❸ 油を２～３回に分けて加えて混ぜ、マヨネーズもどきを作ります。

作り方

❶ キャベツはやわらかくゆでて取り出し、冷ましておきます。芯の部分はそいで千切りにします。
❷ ハムは千切りにし、きゅうりも同様に千切りにします。玉ねぎはスライスし、塩を振ってなじませます。しんなりとしたらさっと洗い、しっかりと水けをしぼります。
❸ 筋を取ったセロリは長さを合わせて千切りにし、水にさらしておきます。
❹ 千切りにしたキャベツの芯、ハム、きゅうり、玉ねぎ、セロリを合わせます。キャベツの葉を広げ、キッチンペーパーなどで水けを取り、合わせた野菜をのせます。
❺ 塩、こしょうを振り、マヨネーズもどきをのせ、キャベツの葉できっちりと包みます。しばらく冷蔵庫で冷やし、食べやすい大きさに切ります。
❻ 器にちぎったサラダ菜とレタスを敷き、ロールサラダを盛りつけます。輪切りにしたラディッシュを散らします。お好みでマヨネーズもどきをつけていただきます。

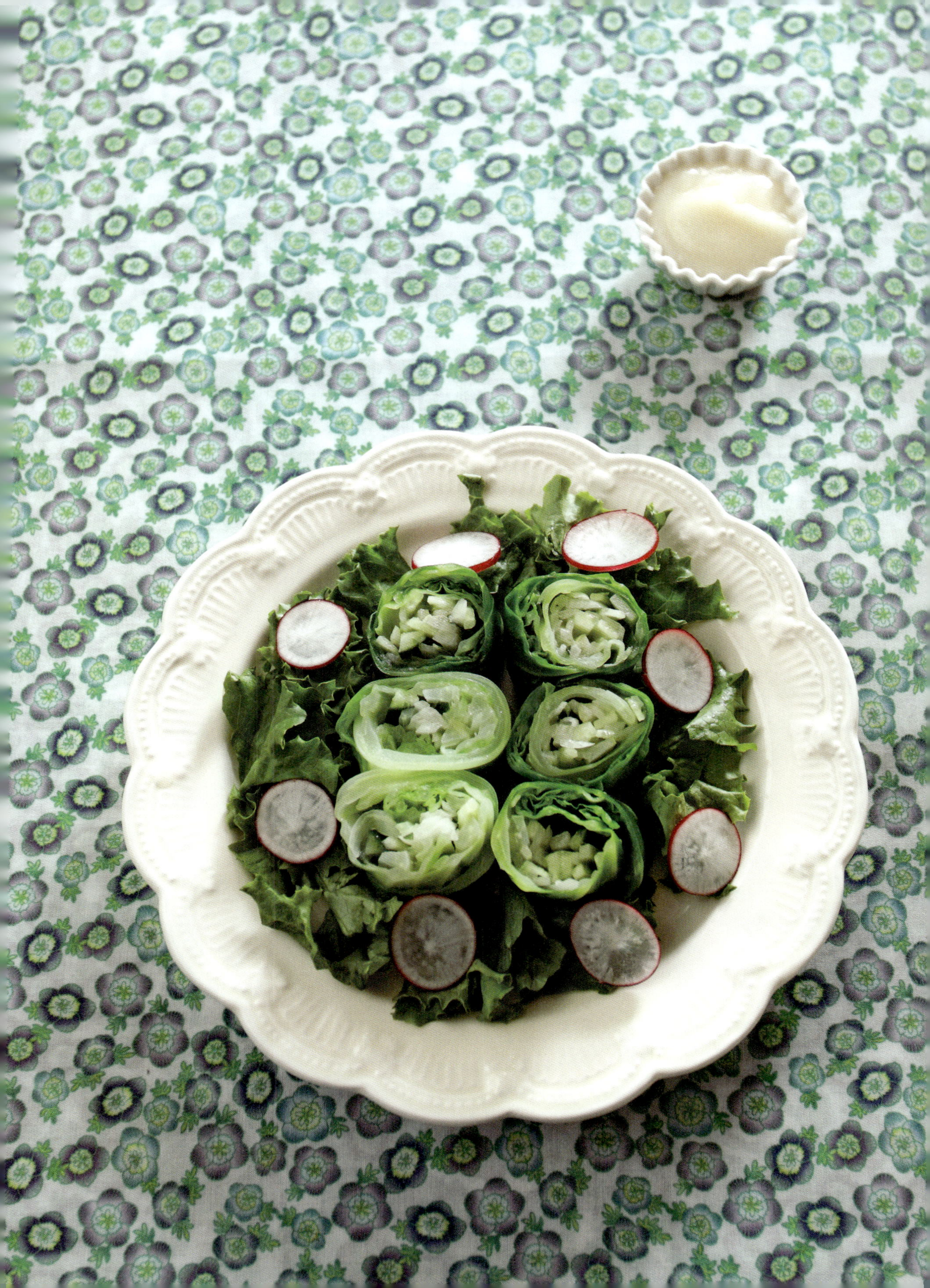

米粉のクラブハウスサンド

トーストした米粉パンは香ばしさとパリパリ感が増し、
マヨネーズやバターを塗らなくてもおいしく食べられます。
鶏肉は皮を取って使っても結構です。

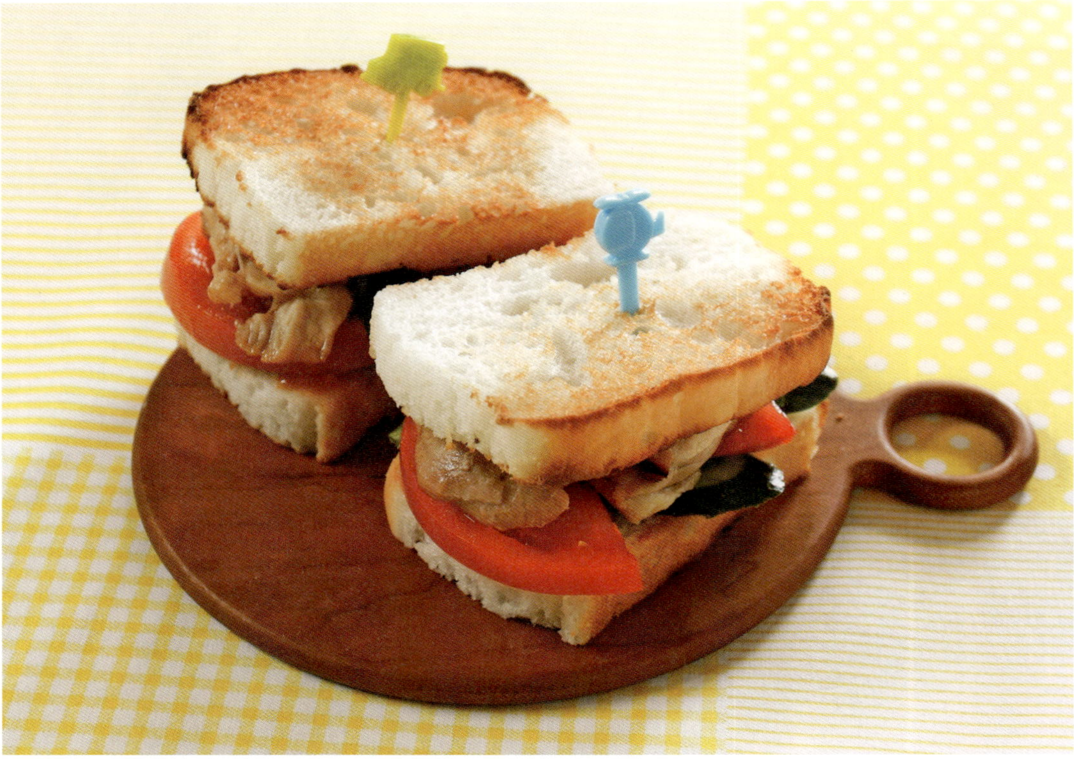

材料　1人分

みんなの食卓米粉パン……4枚
○鶏肉の照り焼き
鶏もも肉……60g
照り焼きだれ
- 砂糖……小さじ1
- みりん……小さじ1
- しょうゆ……小さじ1
- 酒……小さじ1

トマト（薄切り）……10g
きゅうり……10g
レタス……½枚

作り方

❶ 砂糖、みりん、しょうゆ、酒を合わせた照り焼きだれを作り、鶏肉をそのたれに30分ほど漬け込みます。200℃のオーブンで15分ほど、鶏肉に火が通るまで焼きます。粗熱が取れたら食べやすい大きさにそぎ切りにします。
❷ トマトは縦半分に切り、きゅうりは斜め薄切りにします。レタスは食べやすい大きさにちぎります。米粉パンはオーブントースターで約2分ほど焼きます。
❸ トーストした米粉パンにレタス、トマト、きゅうり、鶏肉の照り焼きをはさみ、ピックを刺して皿に盛りつけます。

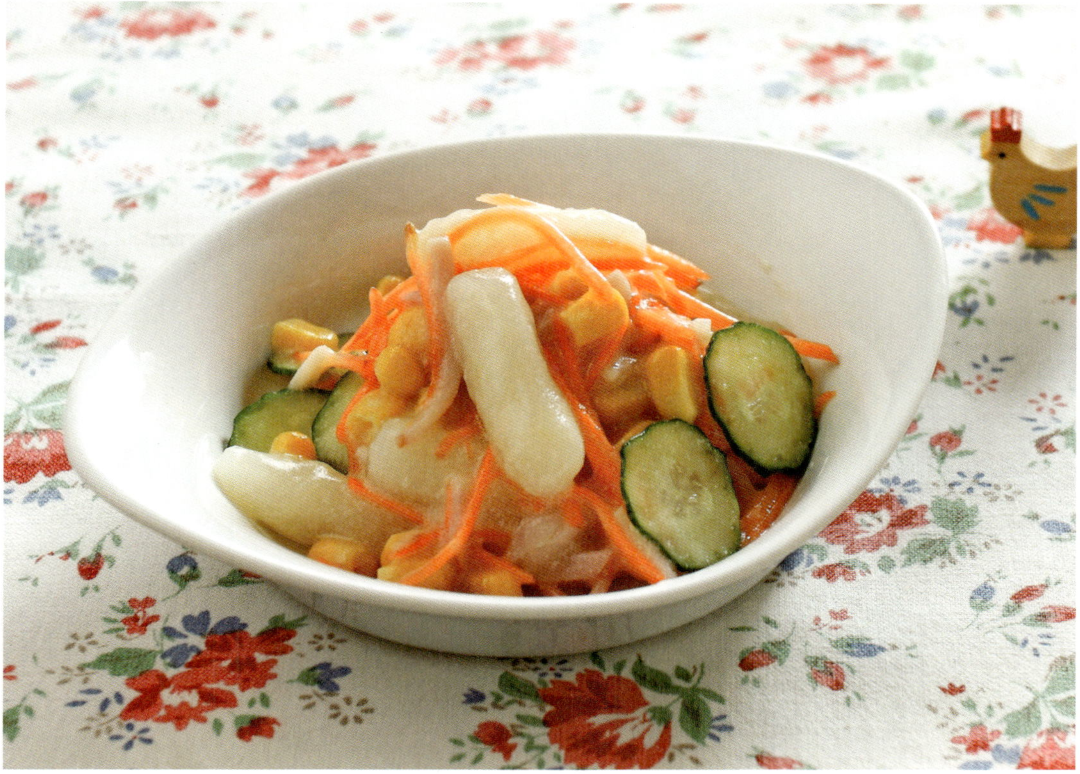

マカロニ風サラダ

小麦粉を使わずにマカロニを手作りします。
具だくさんでさわやかな味のサラダです。

材料　2人分

じゃがいも	150g
片栗粉	30g
水	大さじ2
きゅうり	¼本
みんなの食卓ロースハム	2枚
にんじん	3㎝
コーン（水煮）	大さじ3
豆乳（無調整）	大さじ2
りんご酢	大さじ1
油	大さじ1
はちみつ	大さじ1
コーンスターチ	小さじ1
塩	小さじ$\frac{1}{10}$

作り方

❶ じゃがいもは皮をむいて塩ゆでし、つぶします。ここへ片栗粉、水を加えてひとまとめにします（生地がかたいようなら水を、緩いようなら片栗粉を加えてください）。
❷ ❶を細長くし、3〜4㎝幅に切り、沸騰した湯に入れ浮いてきたら取り出します。
❸ きゅうりは薄切り、ハムは細切り、にんじんは千切りにします。
❹ 豆乳、りんご酢、油、はちみつ、塩をよく混ぜ合わせ、少しずつコーンスターチを加えなじませ、ラップをして電子レンジ（600W）に10〜20秒ほど（ふつふつと沸騰したら止める）かけて取り出し、混ぜ合わせます。
❺ ❷、❸、コーンを合わせて❹をかけ、ざっくりと混ぜ合わせます。

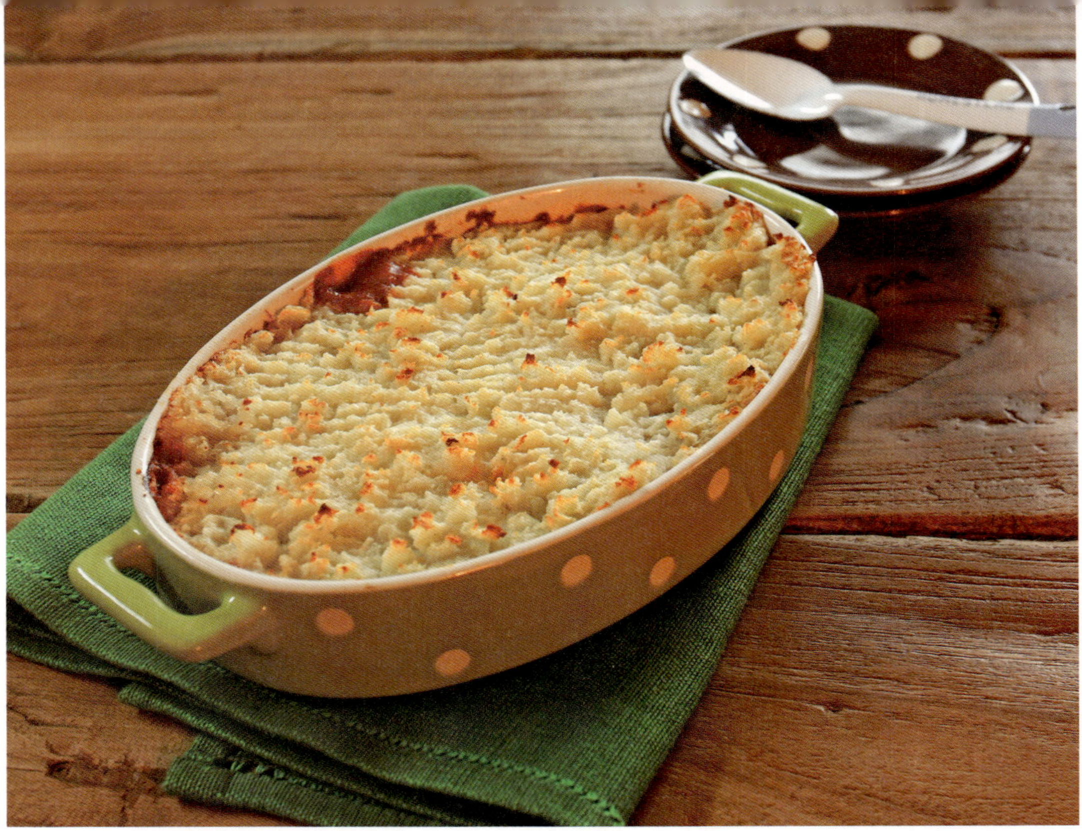

シェパーズパイ

マッシュポテトで作るパイ皮と肉で作るイギリスの伝統料理です。
トマトホール缶は煮込んでいる間につぶしてしっかり煮詰めましょう。

材料　4人分

じゃがいも	小2個
豆乳（無調整）	大さじ1
塩	適量
こしょう	適量
ひき肉	200g
玉ねぎ	½個
にんじん	¼本
トマトホール缶	1カップ弱
トマトケチャップ	大さじ1
水	½カップ
しょうゆ	小さじ½
片栗粉	大さじ1
水	大さじ1

作り方

❶ じゃがいもは一口大に切ってからゆでて熱いうちにつぶし、塩小さじ⅙、こしょう少々、豆乳を加えて混ぜ合わせます。

❷ 玉ねぎ、にんじんはみじん切りにします。

❸ フライパンにひき肉を入れて炒め、色が変わったら❷を入れ、塩小さじ⅓、こしょう少々で味をととのえます。

❹ ❸にトマトホール缶、トマトケチャップ、水を加え、トマトをつぶしながら煮込みます。最後にしょうゆを加え、水で溶いた片栗粉でとろみをつけます。

❺ 耐熱容器に❹を入れ、上から❶をのせ、フォークで筋をつけて、オーブントースターで焼き色がつくまで3分ほど焼きます。

ミートローフ

星形のにんじんとさつまいもが
どこを切っても現れる
楽しいミートローフです。
巻くときに野菜同士の間に肉生地を
はさむと上手に仕上がります。

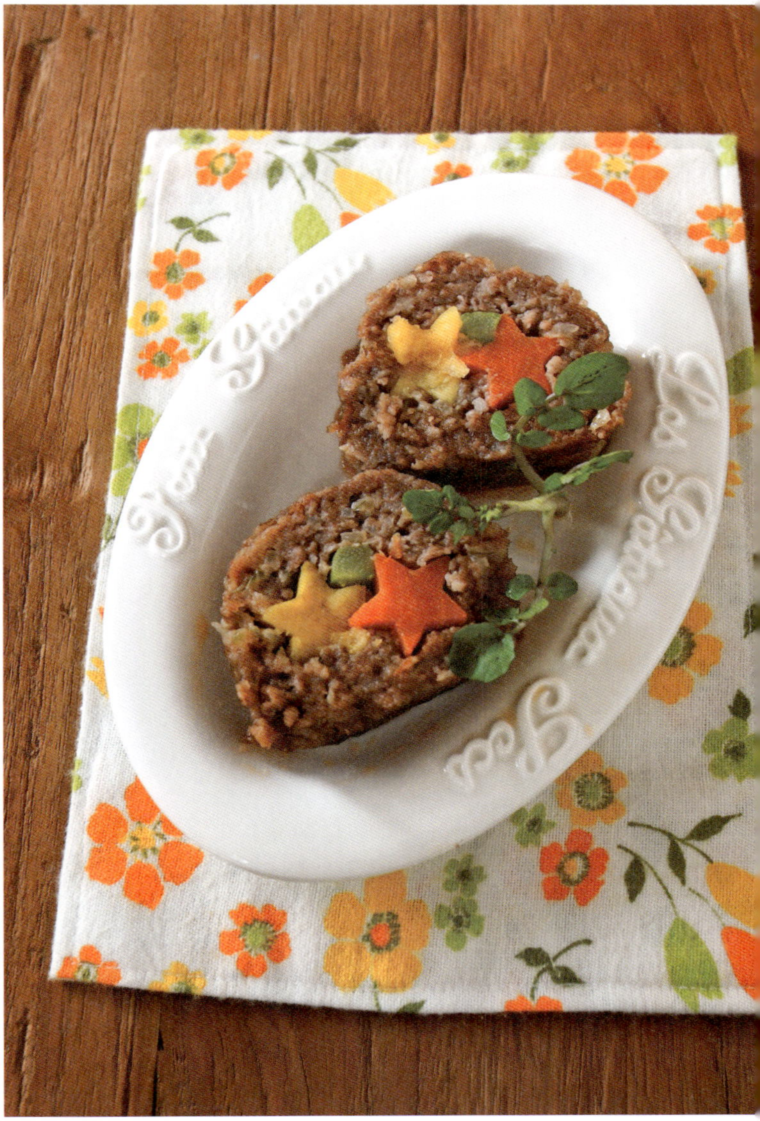

材料　2人分

合いびき肉	150g
玉ねぎ	¼個
にんじん	中⅓本
さつまいも	中⅓本
グリーンアスパラガス	1本
塩	小さじ¼
片栗粉	大さじ1
こしょう	少々
トマトケチャップ	小さじ1
油	小さじ½

作り方

❶ 玉ねぎはみじん切りにし、油をひいたフライパンで炒めます。
❷ にんじんとさつまいもはゆでて星形に抜きます。グリーンアスパラガスは皮をむき、半分に切ってゆでます。
❸ 合びき肉、塩、片栗粉、こしょう、トマトケチャップ、❶の玉ねぎを加えてよくこね、ハンバーグ種を作ります。
❹ アルミホイルにハンバーグ種をのばし、中心となるところに星形に抜いたにんじんをつなげて並べ、さつまいも、グリーンアスパラガスも同様に並べ、中心にくるようにハンバーグ種で包み込み、形を整えます。
❺ 200℃のオーブンで15分ほど焼きます。
❻ 4切れにカットして器に盛りつけます。

お子様ランチ

お子様ランチは洋食が多く、どうしても油をふんだんに使うので、
体調のいいときを選びましょう。

材料　1人分

○スコッチエッグもどき

豚ひき肉（赤身）	70g
塩	少々
玉ねぎ	⅙個
油	小さじ¼
じゃがいも	⅕個
かぼちゃ	10g
片栗粉	小さじ⅓
さつまいものみじん切り	大さじ２
揚げ油	適量

作り方

❶ フライパンに油を熱し、みじん切りにした玉ねぎを炒め、冷ましておきます。
❷ ボウルにひき肉を入れ、塩を加えて粘りが出るまでよく混ぜます。炒めた玉ねぎを加え、混ぜ合わせて生地を作ります。
❸ じゃがいもは薄く切り、やわらかくゆでてザルに上げ、つぶします。かぼちゃは小さく切ってゆで、つぶして片栗粉を混ぜ合わせ、丸めます。
❹ 丸めたかぼちゃをラップで包み、電子レンジ（600W）で約20秒加熱します。かぼちゃをじゃがいもで包み、ゆで卵に見立てます。
❺ ❷の生地を手に広げ、ゆで卵もどきを包んで丸くまとめます。みじん切りにしたさつまいもをつけ、170℃の油で揚げます。

○ピラフ

ご飯	130g
豚もも薄切り肉	30g
にんじん	5g
玉ねぎ	20g
ピーマン	5g
油	小さじ¼
塩	小さじ⅕
こしょう	少々
飾り用	
赤ピーマン	10g
黄ピーマン	10g

作り方

❶ 豚肉は1㎝角に切ります。にんじんは粗めのみじん切りにします。玉ねぎ、ピーマンも同様にします。
❷ 飾り用のピーマンはお好みの形に抜いてさっとゆでます。
❸ フライパンに油を熱し、豚肉を炒め、色が変わったらにんじん、ピーマン、玉ねぎも加えて炒めます。
❹ ご飯を加えて炒め、塩、こしょうで味付けします。
❺ 型にピラフを詰めて器の上に抜きます。仕上げに飾り用のピーマンをのせます。

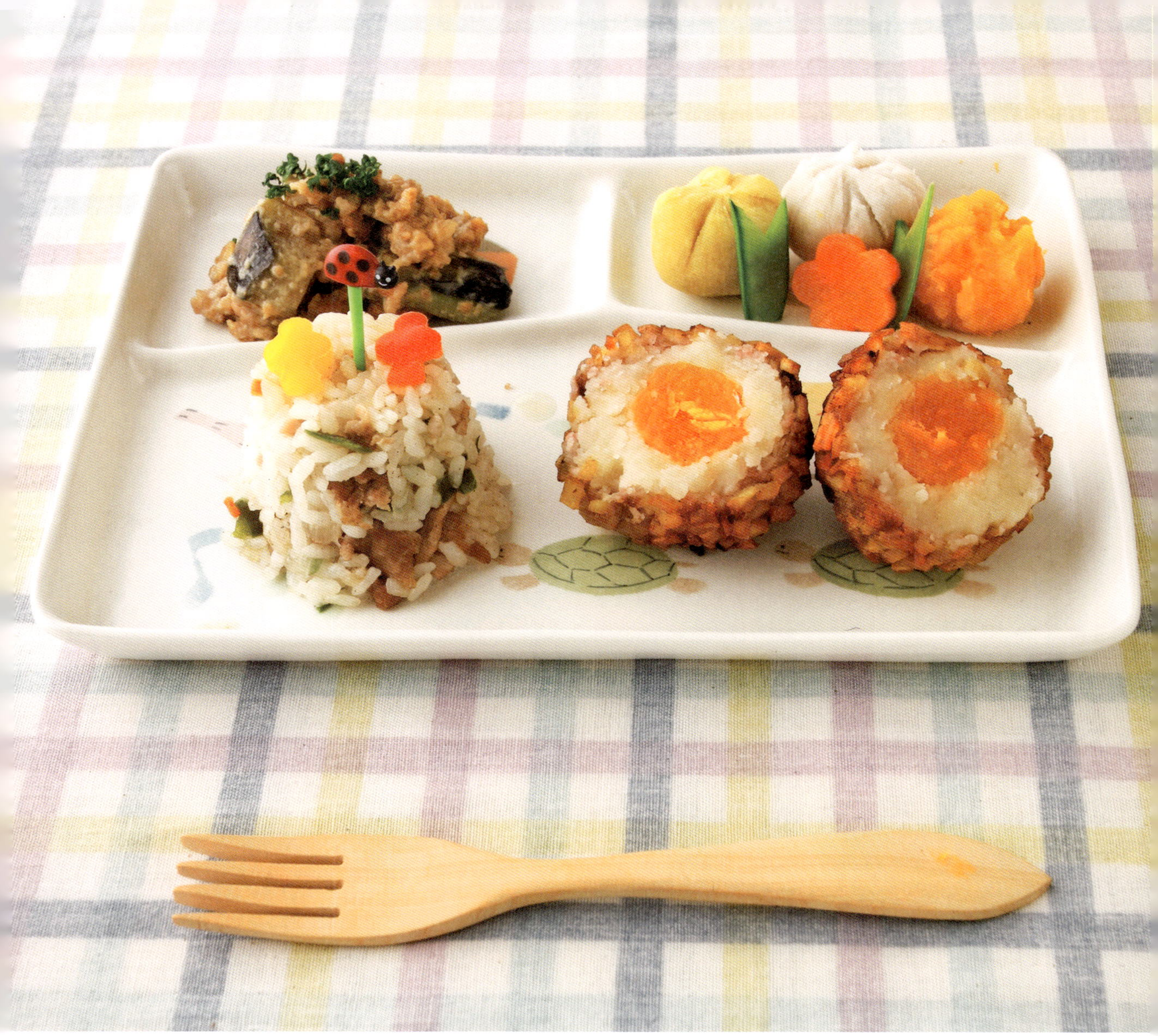

○三色茶巾絞り

かぼちゃ……60g
里いも……2個
さつまいも……50g
にんじん（5㎜厚さの輪切り）……2枚
きぬさや……4枚

○煮汁

だし……1カップ
砂糖……小さじ2
うす口しょうゆ……小さじ1
塩……小さじ1/10

作り方

❶ 里いもは皮をむき、下ゆでします。かぼちゃは皮をむき、2㎝角に切ります。さつまいもは皮をむき、1㎝厚さに切ります。にんじんはゆで、花形に抜きます。すじを取ったきぬさやは熱湯でさっとゆでます。

❷ 鍋にだし、砂糖、うす口しょうゆ、塩を合わせて里いも、かぼちゃ、さつまいもをやわらかくなるまで煮ます。それぞれをラップの上でフォーク等でよくつぶし、茶巾にしぼります。小皿にきぬさや、にんじんとともに盛りつけます。

アレルギートピックス

食物アレルギーとお薬の関係

わたしたちが病気になったときにお世話になるお薬はさまざまな成分で作られています。
塩化リゾチームは、炎症をやわらげたり痰《たん》や膿《うみ》を溶かして排出しやすくする作用があるため「かぜ薬」に配合されることがありますが、「卵白」から作られるため卵にアレルギーがある場合は注意が必要です。また、おなかの調子を整える作用を持つ乳酸菌を使った薬の中には、薬を製造する過程で「脱脂粉乳」を使用しているものもあり、脱脂粉乳に含まれる「カゼイン」がアレルギー症状を引き起こす場合があります。下痢止めとして使用されているタンニン酸アルブミンにも「カゼイン」が含まれており、牛乳にアレルギーがある場合は注意が必要です。
お薬は体調の悪いときに使うものです。そのようなときには普段よりも強いアレルギー症状が出ることもあります。お薬は使用してはいけない病気等がきちんと決められているので、医師や薬剤師にアレルギーについて伝え、相談するようにしましょう。

口腔アレルギー症候群

大人に多く見られる「口腔アレルギー症候群」というものがあります。果物や野菜、木の実などを食べ、これらの食物が直接唇や口の中、のどに接することにより、口が腫《は》れたり、ヒリヒリする、かゆくなるなどの症状が起こります。多くの場合これらの症状は食べた直後（5 分以内）から起こり、口や唇、のどの症状で終わることが多いのですが、まれに全身的な症状に至ることもあるため注意が必要です。 原因となる果物として、バナナ、メロン、キウイ、りんご、桃などが知られています。また、花粉症やラテックスアレルギーに合併することも多く、花粉症の原因となるシラカバ花粉とりんご・なしの関係が有名です。

食物依存性運動誘発アナフィラキシー

食物アレルギーの 1 つとして「食物依存性運動誘発アナフィラキシー」があります。多くの場合、原因となる食物を摂取して 2 時間以内に一定量の運動（昼休みの遊び、体育や部活動など患者によってさまざま）をすることによりアナフィラキシー症状を起こします。 原因食物としては小麦、甲殻類が多く、このような症状を経験する頻度は中学生で 6000 人に 1 人程度とまれです。しかし、発症した場合には、じんましんから始まり、高頻度で呼吸困難やショック症状のような重篤な症状に至るので注意が必要です。
原因食物の摂取と運動の組み合わせで発症するため、食べただけ、運動しただけでは症状は起きません。何度も同じ症状を繰り返しながら、この疾患であると診断されていない例も見られます。

食物アレルギーと
上手につきあうために

ご家族や周囲の方達に知ってもらいたい
食物アレルギーに関する情報と
リスク回避のためのポイントをまとめました。

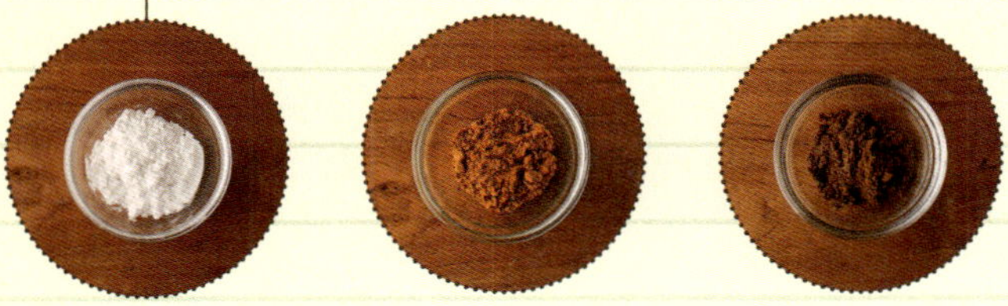

代替食材一覧

メニューの中に登場した、代替食材を紹介します。
購入される際は、製品の表示を必ずご確認ください。

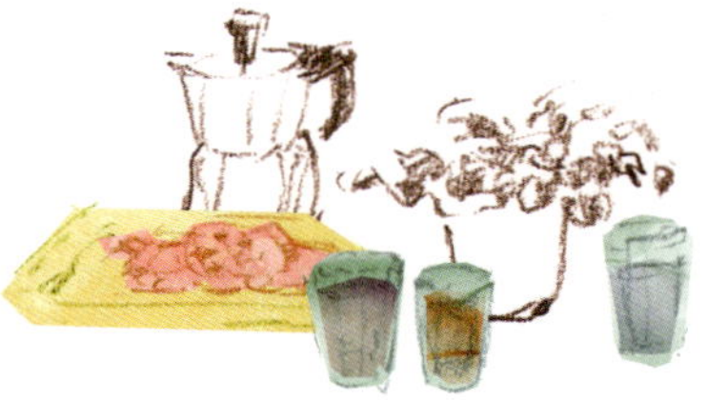

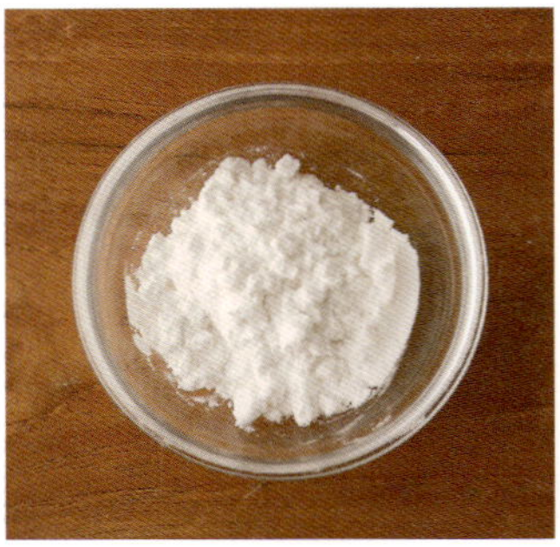

［米粉］

うるち米から作る粉。アミノ酸を豊富に含み､油を吸いにくく低カロリー。和･洋菓子どちらにも向いています。

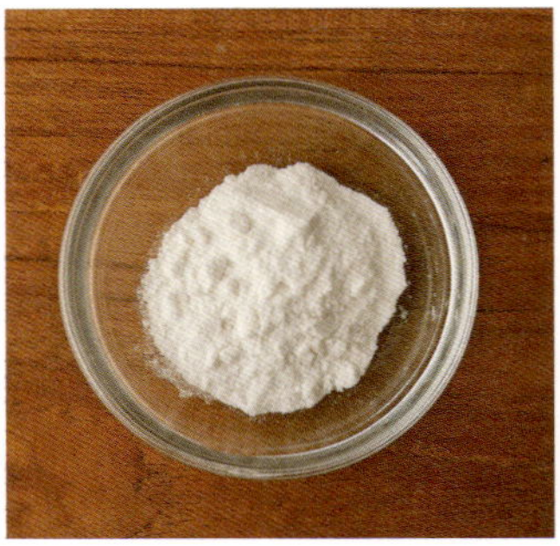

［上新粉］

うるち米を洗って乾燥させて製粉したもので、独特の歯ごたえがあり和菓子に多く用いられます。

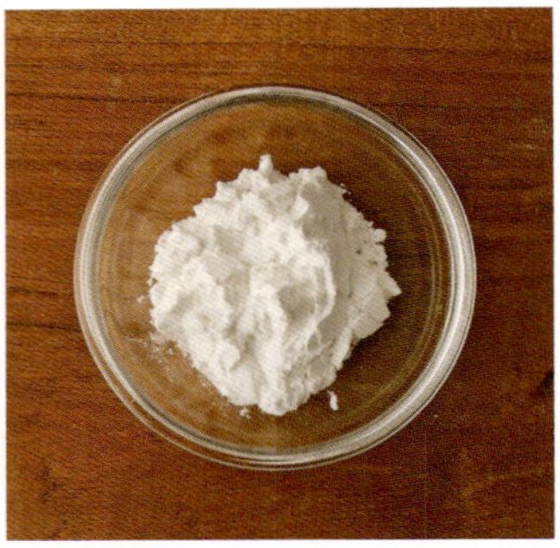

［タピオカ粉］

キャッサバいもの根からとれる澱粉。もちもちっとした食感に仕上げてくれます。

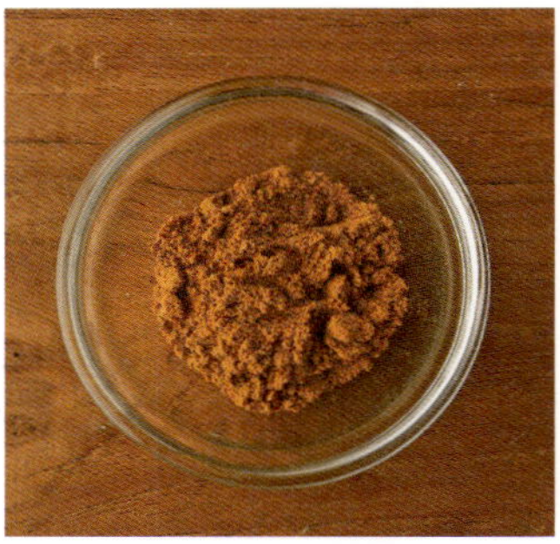

［カレー粉］

ターメリックやクミンなどを使用した香辛料。小麦粉を使用している場合があるので、原材料表示をよく確認してください。

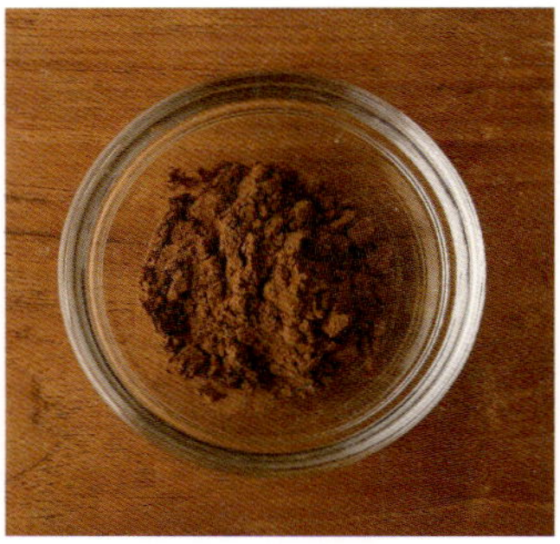

［キャロブ粉］

いなご豆のさやを粉末にしたもの。チョコレートの代わりとしてケーキやムースの生地の材料に。

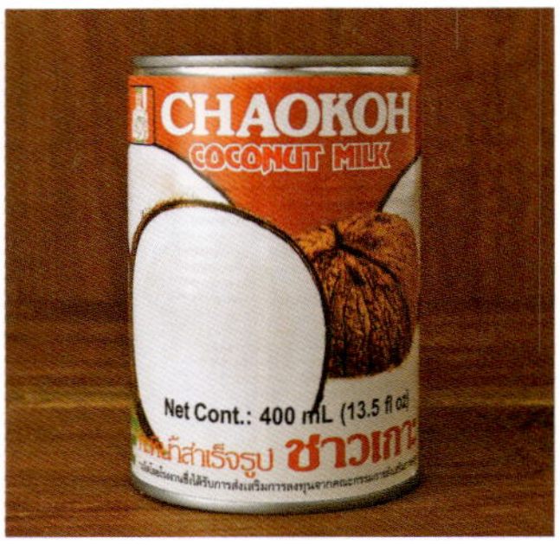

［ココナッツミルク］

ココやしの実の油脂分から作られ、まろやかでコクがあります。カゼインが添加されていないものを選んでください。

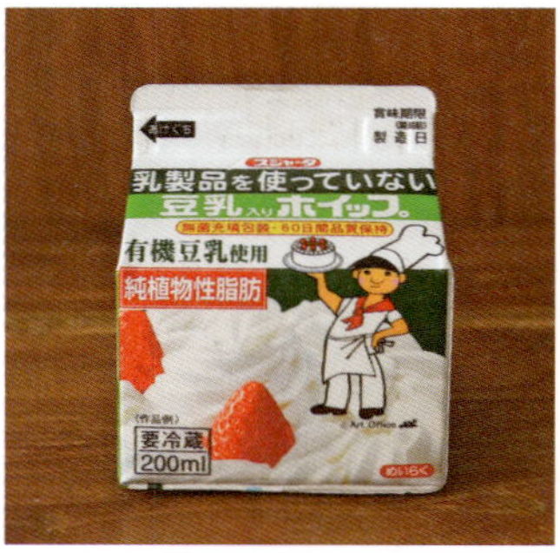

［豆乳ホイップ（めいらく）］

乳製品を使用していないホイップです。白くてキメ細かく、なめらかなホイップクリームができます。

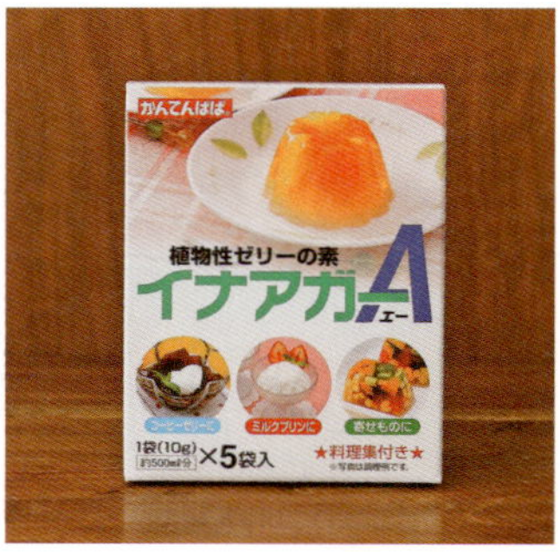

［イナアガーA（伊那食品工業）］

海藻から抽出精製された多糖類を主原料としたゲル化剤。寒天とゼラチンの間のような独特の食感があります。

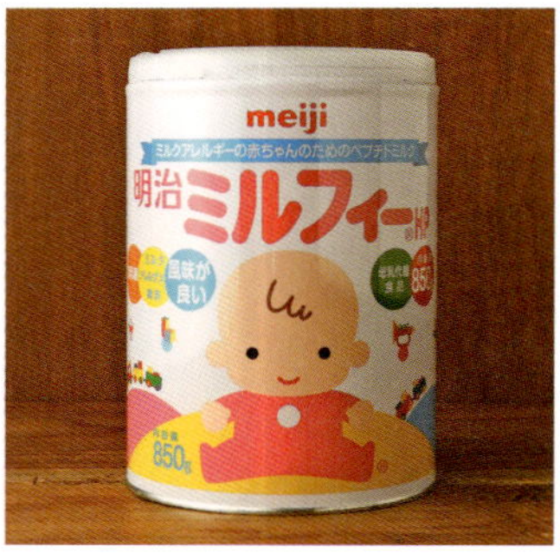

［ミルフィーHP（明治）］

ミルクアレルギー用の粉ミルク。風味がよく、溶けやすいのでお菓子作りにはおすすめです。

食材について

食物アレルギーは、治療としてアレルゲンの除去が必要です。
代替食品には、低アレルゲン化した食品やアレルゲンを含まないように製品化した食品などがあります。

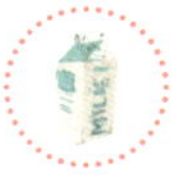

ミルク

代替食品の中で最も低アレルゲン化が進んでいるのは、アレルギー用ミルクです。ミルクアレルギーが強い重症な場合は、アミノ酸調整粉乳から開始します。ついで高度分解乳のカゼイン分解乳、乳清分解乳の順に利用します。ペプチド乳は部分分解乳のため、一般のミルクアレルギーでは利用できません。これらのアレルギー用ミルクは料理やお菓子にも利用できます。

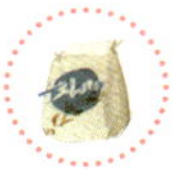

小麦・米

小麦や米アレルギーでは、アレルギー性を低くしたお米などが販売されています。小麦粉の代わりに使用する食材としては、米粉（上新粉、白玉粉、パン用米粉）、 雑穀粉（あわ、ひえ、きび、ホワイトソルガム、アマランサス）、でんぷん粉（片栗粉、くず粉、タピオカ粉）があります。これらのでんぷんめんなどもあります。なお、米粉の中には、小麦のたんぱく質「グルテン」を加えたものがあるので注意しましょう。

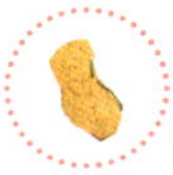

油脂

油脂は、アレルギー抑制に働くとされるリノレン酸を多く含む菜種油の使用がすすめられます。ピーナッツアレルギーではピーナッツ油などアレルゲンが材料になっている油脂はさけます。とくにピーナッツバターは危険です。

みんなの食卓シリーズ

シリーズ製品を 102 ページでご紹介しています。

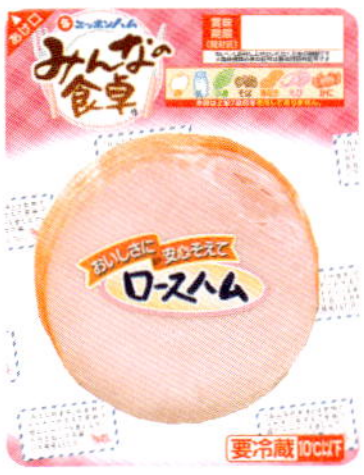

[ロースハム]

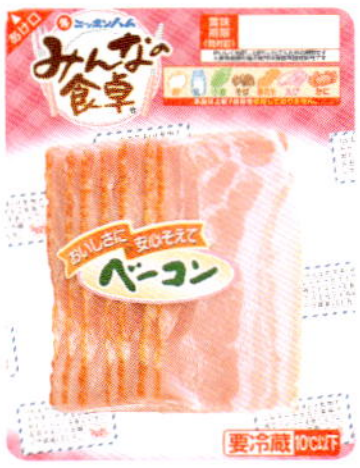

[ベーコン]

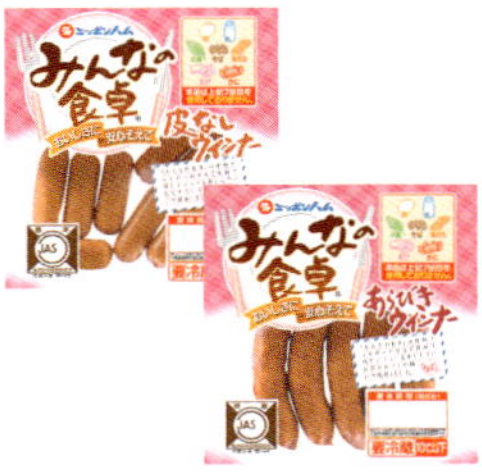

[ウインナー]

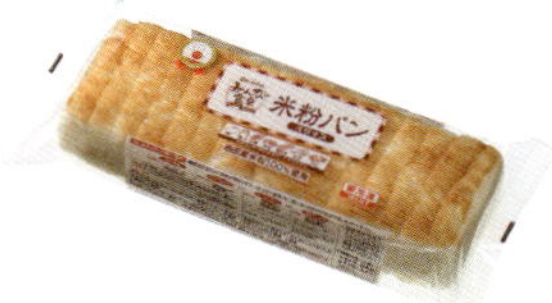

[米粉パン]

食事や調理で気をつけること！

01_ アレルギーの原因になる食品を正しく知りましょう。

食物アレルギーは、原因となる食品を除去することが重要です。そのためには、ご自分やお子様が「何のアレルギー」なのかを知ることが必要です。経験や思い込みではなく、専門医に受診してアレルゲンを自覚することが、安全な食生活をおくる第1歩です。

02_ 食事の記録をとりましょう。

食事日誌のつけ方

①食べたものはメニュー名だけでなく、素材・調味料・油などすべて記入する

②おやつ・飲み物・薬など、口に入るものはすべて記入する

③簡単なできごとも記録する（旅行・運動会・帰省・海水浴など）

④その日の症状についても記録する（かゆみ・湿疹・下痢など）

食事日誌は、「食物アレルギーねっと」のサイトでダウンロードできます。(http://www.food-allergy.jp)

【注意】食物に対して敏感にアレルギー反応を起こす方の中には、着色料や飲み薬の剤形保持剤に使われる澱粉・カプセルに使用されるゼラチンなどに反応する方もいますので、飲んだ薬などもあわせて記録することは大切です。

03_ 表示を必ず確認しましょう。

平成14年4月1日より、加工食品に含まれるアレルギー物質の表示義務化と推奨表示が始まりました。現在、特定原材料7品目（卵・乳・小麦・そば・落花生・えび・かに）の表示が義務化され、20品目（魚介類、ゼラチンなど）の表示が推奨されています。まず、一括表示の原材料表示を確認して購入しましょう。さらに詳細な情報が必要な方は、メーカーのお客様相談室などに問い合わせましょう。

04_ 食べたことのないものを食べるときは医師に相談しましょう。

食経験のない食品を食べるときには、前項の表示確認を必ず行いましょう。食物アレルギーを起こしやすい方は、医師に相談してから食べられることをおすすめします。また、一度にたくさん食べることは控えましょう。

05_ 加熱するとアレルギーを起こしにくくなる場合があります。

食物アレルギーを起こす原因となるタンパク質の中には、加熱すると変性しアレルギーを起こしにくくなるものも知られています。例えば、フルーツなども初めて食べるときは、シロップで煮るなどの工夫をするほうがリスクを減らせます。しかし一方で、落花生は加熱（ロースト）することにより、アレルギーを起こしやすくなるので注意が必要です。

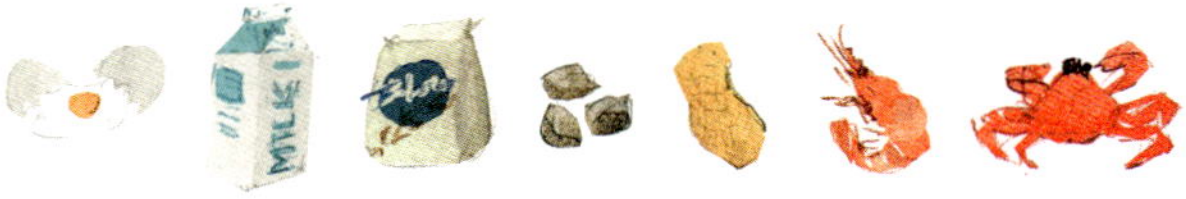

06_ 調理器具や食器をよく洗いましょう。

食物アレルギーは、アレルゲンを微量に摂取しただけで発症するといわれています。包丁・まな板・鍋などの調理器具や食器は努めてよく洗うように心がけましょう。

【参考】平成 14 年から始まった表示の義務化により、現在食品中に 10ppm 以上の特定原材料（卵・乳・小麦・そば・落花生・えび・かに）が含まれた場合、表示しなければなりません。これは発症の危険を考えた値となっており、10ppm とは 100,000 分の 1、つまり 100kg に 1g の特定原材料が入っていた場合でも表示しなければならないことになります。食物アレルギーはそれほど微量でも発症する可能性があります。

07_ 鍋や煮物などで食べられない食品を一緒に調理しない。

鍋や煮物などをするとき、一緒に調理すると誤って摂取してしまう危険があります。例えばおでんに卵を入れるときは食物アレルギーの方のものを先に取りおいたあと、卵を入れるようにしましょう。

08_ 仮性アレルゲンに気をつけましょう。

ヒスタミンなどの化学伝達物質を多く含む食品（トマト・ほうれん草・山いも・筍など）は、食物アレルギーに似た症状を引き起こすことがあります。食品のアクに含まれるため、アク抜きをすれば仮性アレルゲンを減らすことができます。また、鮮度の落ちた魚（さばなど）では 仮性アレルゲンが増えることが知られているので注意しましょう。

09_ 帰省やお呼ばれのときは注意しましょう。

よく事故が起こるのは、帰省やお呼ばれで知らずに食事を出された場合です。好き嫌いではなく、健康に関わることなので、恥ずかしがる必要はありません。事情をよくご説明して理解を深めましょう。

外出先では、必ず食物アレルギーのことを話す習慣をつけるといいかもしれません。

10_ 複合調味料や香辛料は注意して利用しましょう。

表示制度が発足以来、大幅に改善されましたが、調味料に特定原材料が混入していたりすることがありました。魚醤などはえび（オキアミなど）を分別することが難しいので注意が必要です。香辛料や調味料は使い慣れたものを使用するほうが安心です。内容に不安がある場合は、メーカーに問い合わせて確認しましょう。

日本ハムグループの取り組みについて

［食物アレルギー対応食品の製造・販売］

Q_ 食物アレルギー対応食品はどこで作っていますか？

A_ 日本ハムグループは「食物アレルギー対応商品」を開発し、特定原材料7品目（卵、乳、小麦、そば、落花生、えび、かに）を一切持ち込まない専用工場で製造して皆様のもとへお届けしています。こちらの食物アレルギー対応の専用工場は、2007年山形県酒田市に設立しました（東北日本ハム㈱　アレルギーケア事業部）。

Q_ 日本ハムから出ている食物アレルギー対応食品はどこで売っていますか。

A_ スーパー等の取扱店店頭、通信販売でご購入いただけます。取扱店舗は、「みんなの食卓」ホームページにてご案内しております。また、日本ハムのオフィシャルオンラインショップ「ニッポンハムお届けネット」もご用意しております。

Q_ 日本ハム　みんなの食卓シリーズについて教えてください。

A_ 「おいしさに安心をそえて」というコンセプトのもと、特定原材料7品目（卵、乳、小麦、そば、落花生、えび、かに）を一切使用せず、味についても通常のものと同様になるように工夫して作っています。ハム、ソーセージ、米粉パンなどをご用意しています。

冷蔵品

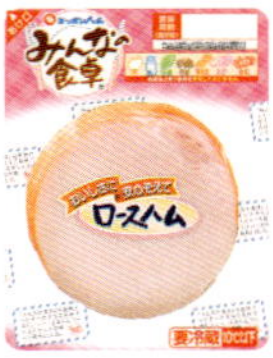

ロースハム

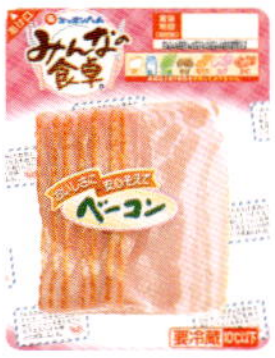

ベーコン

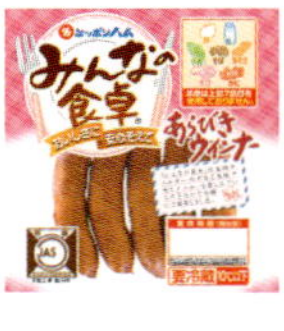

あらびき
ウインナー

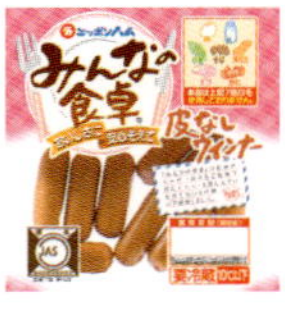

皮なし
ウインナー

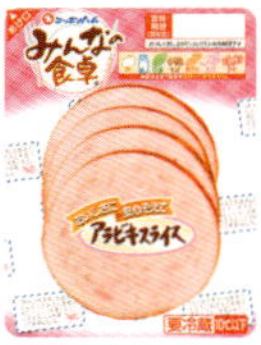

アラビキ
スライス

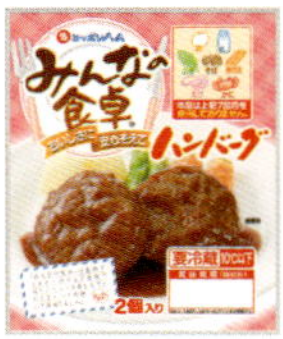

ハンバーグ

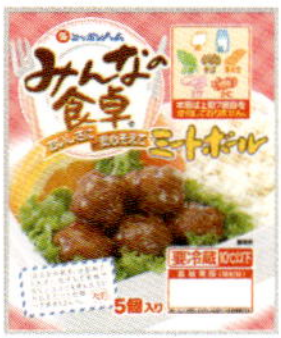

ミートボール

冷凍品

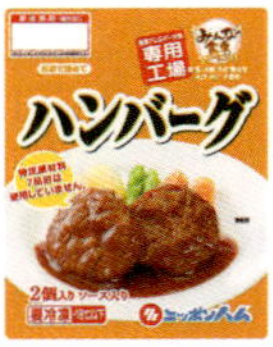

ハンバーグ（冷凍）

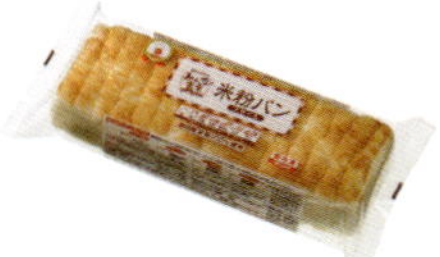
米粉パン

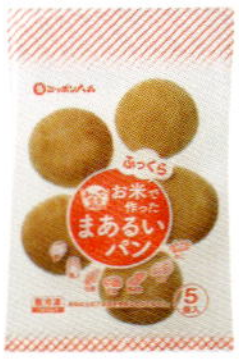
お米で作った
まあるいパン

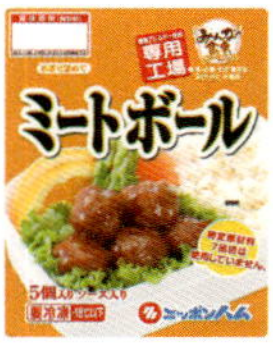

ミートボール（冷凍）

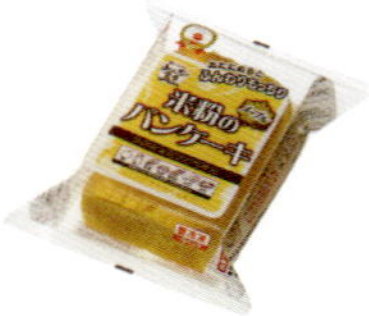
米粉のパンケーキ
（メープル）

[検査キットの開発・販売]

日本ハムグループは「食物アレルギー対応食品」の研究開発だけでなく「食物アレルゲンの検査技術」の研究開発も行っています。
食物アレルギーは少量でも反応する場合が多く、患者さんによっては命に関わる症状を引き起こすこともあるため、適正な表示が欠かせません。食物アレルギーの表示制度が検討されると同時に、制度の適正な運用を支えるための食物アレルゲン検査技術の開発が求められ、日本ハムは2000年厚生省（現・厚生労働省）の委託研究に参画しました。2002年に食品の原材料に食物アレルゲンが含まれていないかどうかを確認する手法を応用し、検査キット「FASTKIT エライザシリーズ」を開発。その後も用途に応じて使い分けられるよう、2003年には食物アレルゲンを約15分で検出できる「FASTKIT イムノクロマトシリーズ」を開発しました。また、2005年には「FASTKIT エライザシリーズ」を「FASTKIT エライザ Ver. Ⅱシリーズ」としてリニューアルし、厚生労働省医薬局食品保健部長通知「アレルギー物質を含む食品検査法」の 一部改定（食安発第1011002号）に収載されました。これらは多くの食品メーカーや公的な検査機関で使用され、食の安全を見守るツールとして欠かせないものになっています。

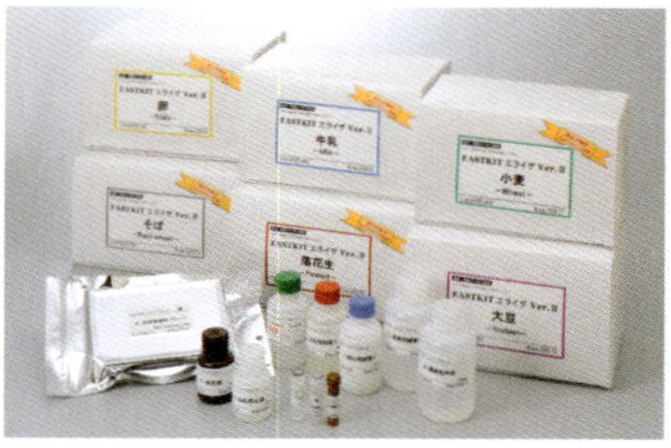

FASTKIT エライザ Ver. Ⅱシリーズ

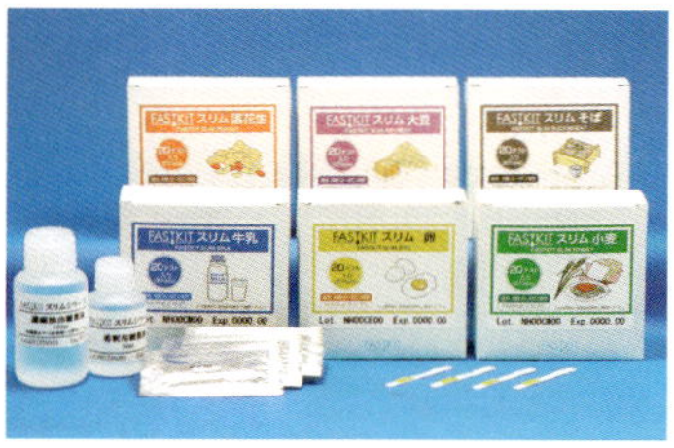

FASTKIT スリムシリーズ

[情報発信]

ホームページ
「食物アレルギーねっと」について

食物アレルギーに関する情報を提供したい、少しでも食物アレルギーでお困りの方の問題解決の役に立ちたいという思いから、2003年よりインターネット上に「食物アレルギーねっと」を開設しました。辻学園栄養専門学校のご協力による動画での食物アレルギー対応食（除去食）のレシピや国立病院機構福岡病院　柴田瑠美子先生のご協力による食物アレルギーに関する専門的な情報など、幅広い情報をお届けしています。また「食物アレルギーねっと」を通して毎月多くのご意見をいただいており、商品開発をはじめとする様々な取り組みに活かしています。
(http://www.food-allergy.jp)

アートディレクション・デザイン　フレーズ（大薮胤美・五味朋代）
料理再現・スタイリング　ほりえさちこ
撮影　松本祥孝
イラスト　よしいちひろ

協力　柴田瑠美子（国立病院機構福岡病院小児科、中村学園大学客員教授）
レシピ協力　辻学園栄養専門学校、尾田衣子
協力　北村仁美（日本ハム株式会社　中央研究所）

食物アレルギーのための大好物レシピ
～美味しくて元気になるおやつとごはん～

2014年1月10日　第1刷発行

著者　日本ハム株式会社　中央研究所
発行者　見城 徹

発行所　株式会社 幻冬舎
〒151-0051 東京都渋谷区千駄ヶ谷 4-9-7

電話　03（5411）6211（編集）
03（5411）6222（営業）
振替 00120-8-767643
印刷・製本所　株式会社　光邦

検印廃止

ISBN978-4-344-02514-1　C0077
幻冬舎ホームページアドレス　http://www.gentosha.co.jp/

この本に関するご意見・ご感想をメールでお寄せいただく場合は、
comment@gentosha.co.jp まで。